Pre-Hospital Paediatric Life Support

A Practical Approach to Emergencies

儿童院前生命支持
急救实用手册

（原著第 3 版）

原　　著　[英] Alan Charters　Hal Maxwell
　　　　　　Paul Reavley

主　　译　孙　新　樊　蕊

副 主 译　乔红玉　曹玉红

译　　者 （按姓氏笔画排序）

王　浩　　王兆君　　王爱丽　　牛焕红

石曌玲　　卢星辰　　刘潇东　　李　凌

李敬娴　　吴世瑜　　吴华杰　　何金孝

宋　晔　　张　垚　　张　荣　　张　娟

张惠琴　　范　芳　　姜　晶　　姚　瑶

徐　杨　　黄　娜　　韩　燚

译者单位：空军军医大学西京医院

世界图书出版公司

西安 北京 上海 广州

图书在版编目（CIP）数据

儿童院前生命支持：急救实用手册：原著第3版/（英）艾伦·查特斯（Alan Charters），
（英）哈尔·马克斯维尔（Hal Maxwell），（英）保罗·里夫利（Paul Reavley）主编；
孙新，樊蕊主译．—西安：世界图书出版西安有限公司，2022.3
书名原文：Pre-Hospital Paediatric Life Support：A Practical Approach to Emergencies
（Third Edition）
ISBN 978-7-5192-8492-3

Ⅰ．①儿⋯　Ⅱ．①艾⋯　②哈⋯　③保⋯　④孙⋯　⑤樊⋯　Ⅲ．①儿童—急救—手册
Ⅳ．① R720.597-62

中国版本图书馆 CIP 数据核字（2022）第 037434 号

All Rights Reserved. Authorised translation from the English language edition published by John Wiley &
Sons Limited. Responsibility for the accuracy of the translation rests solely with World Publishing Xi'an
Corporation Limited and is not the responsibility of John Wiley & Sons Limited.No part of this book may
be reproduced in any form without the written permission of the original copyright holder, John Wiley &
Sons Limited.

封面图片来自原著 p.83 图 7.15 和 p.176 图 17.11

书　　名	**儿童院前生命支持** 急救实用手册	
	ERTONG YUANQIAN SHENGMINGZHICHI JIJIU SHIYONG SHOUCE	
原　　著	［英］Alan Charters　Hal Maxwell　Paul Reavley	
主　　译	孙　新　樊　蕊	
责任编辑	杨　莉　刘　倩	
装帧设计	新纪元文化传播	
出版发行	**世界图书出版西安有限公司**	
地　　址	西安市锦业路 1 号都市之门 C 座	
邮　　编	710065	
电　　话	029-87214941　029-87233647（市场营销部）	
	029-87234767（总编室）	
网　　址	http://www.wpcxa.com	
邮　　箱	xast@wpcxa.com	
经　　销	新华书店	
印　　刷	西安雁展印务有限公司	
开　　本	787mm × 1092mm　　1/16	
印　　张	15	
字　　数	280 千	
版次印次	2022 年 3 月第 1 版　2022 年 3 月第 1 次印刷	
版权登记	25-2018-103	
国际书号	ISBN 978-7-5192-8492-3	
定　　价	158.00 元	

医学投稿　xastyx@163.com　‖　029-87279745　029-87279675
☆如有印装错误，请寄回本公司更换☆

Alan Charters	RGN, RSCN, RNT, D Health Sci, MA Ed, BSc (Hons), PgDip Ed
	Lead Consultant for Peadiatric Emergency Care, *Portsmouth*
Sandrine Dénéréaz	Paramedic, Emergency School Director, *Lausanne, Switzerland*
Tony Little	BSc
	Senior Resuscitation Plactitioner/Critical Care Paramedic, *London*
Fiona Mair	MBChB, MRCGP (Assoc), DIMC (RCSEd), MRCEM (Assoc)
	Emergency Medicine Associate Specialist, *Aberdeen*; member BASICS Scotland
Jeremy Mauger	MSt J, BSc(Hons), MBBS, FRCA, FFICM
	Consultant in Anaesthetics and Intensive Care, *Bury St Edmunds*; HEMS Consultant,
	East Anglian Air Ambulance
Hal Maxwell	BMSc (Hons), MBChB, DRCOG, FRCGP, DIMC (RCSEd)
	Locum GP, Rural Dispensing Practice; member BASICS Scotland
Michael Page	BSc (Hons), Dip Sp Prc, DIMC (RCSEd), CertEd
	Operational Lead (Adult) Resuscitation Services, University Hospitals Bristol NHS Foundation Trust, *Bristol*; Critical Care Paramedic, South Western Ambulance Service NHS Foundation Trust
Paul Reavley	MBChB, FBCEM, FRCS(A&E)Ed, MRCGP, Dip Med Tox, RAMC
	Consultant in Military Emergency and Pre-Hospital Care; Paediatric Emergency Medicine Consultant, Bristol Royal Hospital for Children, *Bristol*

Julian M. Sandell   MBBS, MRCPi, FRCPCH, FRCEM

Consultant in Paediatric Emergency Medicine, Poole Hospital NHS Trust, *Poole*

Ronald de Vos   MD

Anesthesiologist, University Medical Center Groningen (UMCG), *Groningen, the Netherlands*

Susan Wieteska   CEO, ALSG, *Manchester*

Mark Woolcock   Consultant Paramedic, *Cornwall*

原著作者（第 3 版）

Contributors (3rd Edition)

Jim Blackburn	MBBS, BSc, MRCEM, FRCA, FIMC (RCSEd), STS
	Anaesthesia and Prehospital Emergency Medicine, *Bristol*
Vicki Brown	MCPara, MSC, DIMC (RCSEd)
	Specialist Paramedic in Critical Care, Great Western Air Ambulance
Alan Charters	RGN, RSCN, RNT, D Health Sci, MA Ed, BSc (Hons), PgDip Ed
	Lead Consultant for Paediatric Emergency Care, *Portsmouth*
Phil Cowburn	BSc (Hons), MBChB, FRCS, FCEM, DIMC (RCSEd)
	Consultant in Emergency Medicine, Medical Director (Acute Care) Southwest Ambulance Service NHS Foundation Trust
Tony Little	BSc
	Senior Resuscitation Practitioner/Critical Care Paramedic, *London*
Fiona Mair	MBChB, MRCGP (Assoc), DIMC (RCSEd), MRCEM (Assoc)
	Emergency Medicine Associate Specialist, *Aberdeen*; member BASICS Scotland
Jeremy Mauger	MStJ, BSc(Hons), MBBS, FRCA, FFICM
	Consultant in Anaesthetics and Intensive Care, *Bury St Edmunds*; HEMS Consultant, East Anglian Air Ambulance
Hal Maxwell	BMSc (Hons), MBChB, DRCOG, FRCGP, DIMC (RCSEd)
	Locum GP, Rural Dispensing Practice; member BASICS Scotland
Michael Page	BSc (Hons), Dip Sp Prac, DIMC (RCSEd), CertEd
	Operational Lead (Adult) Resuscitation Services, University Hospitals Bristol NHS Foundation Trust, *Bristol*; Critical Care Paramedic, South Western Ambulance Service NHS Foundation Trust
Paul Reavley	MBChB, FRCEM, FRCS(A&E)Ed, MRCGP Dip Med Tox, RAMC
	Consultant in Military Emergency and Pre-Hospital Care; Paediatric Emergency Medicine Consultant, Bristol Royal Hospital for Children, *Bristol*

Julian M. Sandell   MBBS, MRCPI, FRCPCH, FRCEM

Consultant in Paediatric Emergency Medicine, Poole Hospital NHS Trust, *Poole*

Ronald de Vos   MD

Anesthesiologist, University Medical Center Groningen (UMCG), *Groningen, the Netherlands*

Matthew J. C. Thomas   MBChB, FRCA, MRCP, DICM, EDIC, DIMC (RCSEd), FFICM

Consultant in Intensive Medicine, Lead Doctor, Great Western Air Ambulance

James Tooley   MBBS, MRCP, FRCPCH, DIMC (RCSEd)

Consultant in Neonatal and Paediatric Retrieval, Clinical Development Lead, Great Western Air Ambulance, *Bristol*

Christopher J. Vallis   BSc, FRCA, FRCPCH, MFSEM, CertMedEd

Consultant Paediatric Anaesthetist (retired), Royal Victoria Infirmary, *Newcastle upon Tyne*

Susan Wieteska   CEO, ALSG, *Manchester*

Mark Woolcock   Consultant Paramedic, *Cornwall*

原著作者（第 1 和 2 版）
Contributors (1st & 2nd Edition)

A. Charters	Emergency Nursing, *Portsmouth*
T. Hodgetts	Emergency Medicine, *MOD*
F. Jewkes	General Practitioner and Paediatrician, *Berwickshire*
S. Levene	Child Accident Prevention Trust, *London*
P. Lubas	Resuscitation Training/Paramedic, *Cardiff*
I. Maconochie	Paediatric Emergency Medicine, *London*
J. Mauger	Anaesthetics, *Bury St Edmonds*
H. Maxwell	General Practitioner, *Ballantrae*
K. McCusker	Resuscitation Training/Paramedic, *Cardiff*
J. Mooney	ALSG, *Manchester*
F. Moore	Emergency Medicine, Ambulance Service Medical Director, *London*
P. Oakley	Anaesthetics/Trauma, *Stoke*
B. Phillips	ALSG, *Manchester*
P. Reavley	Emergency Medicine, *Bristol*
J. Robson	Paediatric Emergency Medicine, *Liverpool*
B. Stewart	Paediatric Emergency Medicine, *Liverpool*
M. Vander	Ambulance Service A&E Development Manager, *London*
S. Wieteska	ALSG CEO, *Manchester*
M. Woolcock	Pre-Hospital Practitioner, *Truro*
M. Woollard	Pre-Hospital Emergency Medicine, *Middlesbrough*

虽然在过去的 20 年中，随着母亲受教育程度的提高、卫生条件的改善以及医疗服务的改进等，全世界儿童死亡率大幅下降，但是目前世界各地的儿童仍面临着急性疾病（或者长期慢性疾病）和意外伤害的威胁。

《儿童院前生命支持：急救实用手册》一书由具备丰富儿童救治经验的儿童院前生命支持（Pre-Hospital Paediatric Life Support，PHPLS）工作组成员与英国救护联络委员会（Joint Colleges and Ambulance Liaison Committee，JCALC）儿科工作团队联合编撰。内容主要聚焦于儿童到达医院之前的第一个关键时期，为医疗保健从业人员提供以下方面的培训：识别和管理威胁儿童生命的疾病；识别重要潜在疾病并进行初步管理；正确转运到能够提供精确干预的医疗机构；在这个过程中，还必须兼顾患儿家长的需求和临床团队的支持。

1998 年该书第 1 版出版后就受到急救医学从业人员的欢迎，2017 年第 3 版出版。第 3 版从儿童疾病和病因学的背景信息开始阐述，主要内容包含儿童疾病和病因学，儿童评估和基础生命支持，具体的院前急救内容，以及针对所学新知识的技能训练。本书具有三个特点：一是重视儿童在生理、病理生理和对各种干预的反应方面与成人的不同；二是强调用标准化流程进行复苏，并引入最新的循证医学证据和共识指南；三是强调成功的急救依赖于急救团队是否可以高效合作和准确操作，即如何在复苏过程中最大限度地利用人力资源。

我们希望这本书的中文版可以给中国急救专业，尤其是非儿科医务人员就儿童院前急救护理提供必要的帮助。在翻译过程中，我们尽量保持该书原貌，其中有些具体医疗操作及器械的使用可能与国内情况略有不同，但不影响对总体课程的学习，这本书可以作为急诊科医生、儿科医生、全科医生等的补充培训教材。

由于译者水平有限，书中翻译不妥之处在所难免，还望各位读者批评指正。

孙　新

医学博士，主任医师，教授，硕士研究生导师

空军军医大学西京医院儿科主任

2022 年 2 月 10 日

序言（第 3 版）
Preface（3rd Edition）

《儿童院前生命支持：急救实用手册》第 1 版详细阐述了如何通过早期和适当的干预挽救儿童的生命和预防伤残的发生。第 3 版内容继续遵循这一宗旨，为照护重病或受伤的儿童提供了一个持续、高质量和基于循证医学的方法。

本书第 1 版主要基于当时完善的儿童高级生命支持（Advance Paediatric Life Support, APLS）课程，随着一些教学内容的改进，之前的课程内容已经不能完全适用于院前急救医生和目前的环境，例如复苏操作流程已经发生变化，该课程的后续改进也反映出了对院外医疗从业人员的需求和局限性。

本课程的目标人群是 5 级院前急救医生。第 3 版修订的内容包括不再强调气管插管的重要性，而是强调高超的核心气道管理技巧。本书中的内容既认可高效的院前急救团队的作用，更关注 5 级院前急救人员可实施的急救技术。

第 3 版还引入了最新的循证医学和共识指南，如氨甲环酸在出血中的应用，最小干预原则，以及不再强调使用颈椎项圈固定。总之，这是一本高品质的教材，对基础证据和临床实践进行了及时的更新，使急救人员在极具挑战性的院前环境中能够给患儿提供有效的救治。

第 3 版的"儿童院前生命支持（PHPLS）"内容仍然与当前的 APLS 课程保持一致，同时引入了一些其他内容，会在 APLS 课程的最新迭代中得到展示。知识是一个动态的过程，在持续不断地变化中，高级生命支持小组（Advance Life Support Group, ALSG）及其工作团队一直按照课程要求开展教学工作。

非常感谢所有帮助我们准备本书内容和给予我们想法和反馈的人，尤其是坚持学习课程的读者们，希望本书内容能够符合你们的需求。

曾经有太多的儿童存在治疗上的"困难"，我们因此充满了恐惧和焦虑。儿童作为人类的重要成员，掌握救助他们的知识和技能非常重要。希望本书和 PHPLS 课程不仅能够帮助大家获取相关知识，而且可以提高救治信心，以更好地救治有需求的儿童。

最后，希望这本书可以为读者提供有用的帮助，并使所有需要救治的儿童获益。

Alan Charters, Hal Maxwell, Paul Reavley
Co-Chairs PHPLS Working Group, 2017

序言（第 1 版）
Preface（1st Edition）

《儿童院前生命支持：急救实用手册》是《儿童高级生命支持：临床实践》（Advanced Paediatric Life Support: The Practical Approach）的姊妹篇，这两本书具有共同的目标——改善儿童的紧急救助方式，本书主要聚焦于儿童到达医院前的第一个关键时期。

本书填补了相关领域的空白，为那些有时不得不救治儿童患者，但缺乏儿科知识和经验少的急救人员提供培训。儿童院前生命支持（PHPLS）工作组成员均具有丰富的医院和院前环境中救治儿童的经验，本书由他们与联合学院和英国救护联络委员会（JCALC）儿科工作团队联合编撰。

这本书包含 PHPLS 课程的核心内容，可以给医疗和护理人员提供处理儿童创伤和医疗紧急事件的技能和知识，通过对这些多学科团体进行共同培训，学员们可以互相补充，减少隔阂，促进紧密合作。

本书中的课程内容与儿童高级生命支持（APLS）课程中的内容相结合，以原有和正在接受检验的干预措施为基础，我们希望最终能够改善患儿的预后。

本书主要内容包括：儿童疾病和病因学的背景信息；儿童评估和基础生命支持；具体的院前急救内容；针对所学新知识如何开展技能训练。

儿童急症会给患儿、家长和医护人员带来极大的焦虑，希望本书能帮助读者获取儿童院前急救护理的相关知识和技能。这本书既可以作为 PHPLS 课程的一部分，也可以作为一本独立的指导教材，希望它能帮助我们实现最终的目标——提高儿童院前生命支持水平。

Fiona Jewkes, Paul Lubas, Kevin McCusker

Editorial Board, 1998 年 11 月

郑重声明

　　由于医学是不断更新拓展的领域，因此相关实践操作、治疗方法及药物都有可能发生改变，希望读者审查书中提及的器械制造商所提供的信息资料及相关手术的适应证和禁忌证。作者、编辑、出版者或经销商不对书中的错误或疏漏以及应用其中信息产生的任何后果负责，关于出版物的内容不作任何明确或暗示的保证。作者、编辑、出版者和经销商不就由本出版物所造成的人身或财产损害承担任何责任。

致 谢
Acknowledgements

感谢所有为本书出版提供帮助的人，尤其要感谢付出了大量心血的儿童院前生命支持工作组成员和撰稿人。

感谢 Kirsten Baxter 和 Jane Mooney 为本书出版做出的努力，他们在出版过程中给我们提供了很多鼓励和指导。

感激大西部救护服务公司（Great Weatern Ambulance Service）提供的相关文字信息和工作指导，尤其是他们对附录中"快速药品参考指南"的指导。

感谢所有参加 PHPLS 课程的学员，以及使用这本书作为继续培训教材的读者们，欢迎大家对 PHPLS 课程和本书的未来发展提出建设性的意见。

课程内容更新提示

ALSG 的培训内容每 5 年更新一次，期间实际操作也可能会发生变化。

我们将在 ALSG 网站（www. alsg.org/uk/phpls）上发布更新的内容，建议您定期访问以获取最新的课程信息。

参考书目

本书所有的参考资料均可以从 ALSG 网站（www. alsg.org/uk/phpls）上获得。

课程反馈

我们会在完成课程 6 个月后联系每个学员获取在线反馈。当课程内容有更新时，学员可以通过该网址（www. alsg.org/uk/phpls）在线获取最新的信息以保证最佳的培训效果。

目 录
Contents

第 1 章

概　述

学习目标

读完这一章，你能够：

▶ 掌握儿童院前生命支持（PHPLS）课程的重点。

▶ 识别儿童的重要特征及其对急救的影响。

1　引　言

在过去的 20 年中，全世界儿童死亡率大幅下降。这与许多方面的改善有关，如母亲受教育程度的提高，清洁的饮用水和食物，针对越来越多传染病的免疫接种，以及医疗服务的改进等。

即使是一些特殊的疾病，如人类免疫缺陷病毒（human immunodeficiency virus，HIV）感染，也随着高效的抗逆转录病毒治疗方案的发展而得到控制。然而，世界各地的儿童仍在面临着急性疾病（或者长期慢性疾病）和伤害的威胁。

儿童院前生命支持（Pre-Hospital Paediatric Life Support，PHPLS）课程旨在为医务工作者提供以下培训：识别危及儿童生命的疾病或伤害；提供有效的紧急干预措施；确保将儿童直接送到合适的机构尽快确诊并及时开展治疗。本课程适合在世界各地不同的地区推广应用。

2　原　则

在进行 PHPLS 课程实践时，院前急救医护人员需要事先了解以下内容：

- 本书所讲述的经验和技能可以应用到儿童疾病和创伤管理中，但是要考虑到重要

Pre-Hospital Paediatric Life Support: A Practical Approach to Emergencies, Third Edition. Edited by Alan Charters, Hal Maxwell and Paul Reavley.

© 2017 John Wiley & Sons Ltd. Published 2017 by John Wiley & Sons Ltd.

内容的差异性和自身的发展需要。

- 应采用一种结构化的方法来评估和管理儿童疾病和伤害，并进行演练。
- 临床实践时须确保携带恰当的儿科设备并熟悉其使用方法。
- 将儿科培训和教育纳入专业发展和临床管理过程中。

2.1 成人与儿童的生理学差异

临床医学中的大多数标准是以健康成人设定"正常值"的，原因可能是世界上大部分地区的人口组成主要是成年人，但在较贫穷的国家，儿童人口比例多达 40%（这取决于儿童的定义）。因此，明确儿童在生理、病理生理和对各种干预的反应与成人的不同之处很重要。儿童成功救治的关键点之一是了解其在急性疾病和创伤中有较强的代偿能力，而缺乏经验的医生可能无法识别疾病或创伤的早期征象，如果不进行及时干预，疾病可能会恶化，甚至出现失代偿，从而导致病情迅速恶化而难以逆转。儿童心脏停搏表示救治者可能错过了最佳干预时机，因此必须特别关注儿童呼吸系统和心血管系统疾病的及时诊断和有效干预。

不同儿童的体型差异很大，因此我们需要不断调整治疗药物和干预措施，并根据体型选择特定的设备或耗材（表 1.1）。

2.2 疾病进展与预后的关系

如果放任疾病发展而不及时采取措施，结局就有可能恶化。院外发生心脏停搏的儿童结局通常很差，因为儿童心脏停搏很少与突发心律失常有关，更常见的原因是低氧血症/休克的继发性器官损害、功能障碍或不可逆性失代偿（图 1.1）。当心脏停搏发生时，已经对远端器官造成了实质性损伤。这与"心脏停搏是心律失常的结果"（通常灌注和氧合正常）的情况相反（这类情况在成人中更常见）。因此，本书的重点是在呼吸/心脏停搏发展之前及早识别和有效处理可能威胁儿童生命的问题。

2.3 病情评估和稳定的标准化流程

使用标准化流程进行心肺复苏对许多方面都有益。首先，它为可能有多重疾病的危重患儿提供了一种规范化的处理流程；标准化方法能够提供一个标准的工作环境，配备所有必要的设备。其次，把注意力集中在威胁生命的问题上，并以合理的顺序处理这些问题，可以使患儿的病情很快稳定，标准化流程的应用使得整个团队了解自己应该做什么以及应该如何做。

虽然关于复苏的最佳顺序讨论颇多，但一种特殊方法的合理性得到了公认，且最符合现有的研究结果。这种方法的具体内容很可能会随着时间的推移发生改变，但在特定的工作环境中可以对其进行改进。

一旦患儿病情稳定，就应该得出可能的诊断，并进行精确的治疗。有时，精确的治疗（如手术干预）可能是复苏的一个组成部分。

表 1.1　儿童各身体指标的正常范围

年龄	标准体重（kg）	安静时呼吸频率（/min）第 5~95 百分位数	心率（/min）第 5~95 百分位数	收缩压（mmHg）		
				第 5 百分位数	第 50 百分位数	第 95 百分位数
出生时	3.5	25~50	120~170	65~75	80~90	105
1 个月	4.5					
3 个月	6.5	25~45	115~160			
6 个月	8	20~40	110~160			
12 个月	9.5			70~75	85~95	
18 个月	11	20~35	100~155			
2 岁	12	20~30	100~150	70~80	85~100	110
3 岁	14		90~140			
4 岁	16		80~135			
5 岁	18			80~90	90~110	110~120
6 岁	21		80~130			
7 岁	23					
8 岁	25	15~25	70~120			
9 岁	28					
10 岁	31					
11 岁	35					
12 岁	43	12~24	65~115	90~105	100~120	125~140
14 岁	50		60~110			
成人	70					

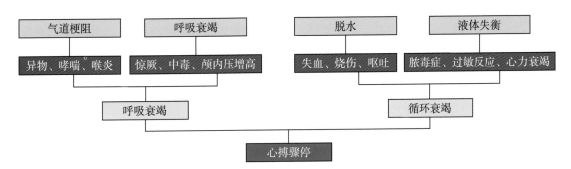

图 1.1　心搏骤停的途径

2.4 人力资源管理

越来越多的人认识到，成功的急救依赖于急救团队中的医疗服务提供者能否高效地合作和准确地操作（图 1.2）。因此，了解如何在复苏过程中最大限度地利用人力资源，是儿科生命支持培训的重要组成部分。

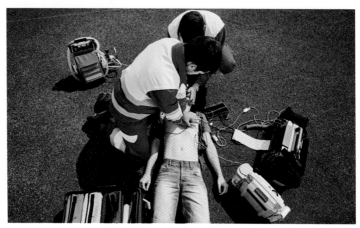

图 1.2 儿童院前生命支持（PHPLS）实践

2.5 尽快转移到合适的医疗环境中进行精确治疗

显而易见，在院前环境中除了开展初期评估和早期复苏措施之外，很难提供更多的治疗（院前重症监护小组也许能做更多）。最终的精确治疗需要在最合适的环境中进行。这就需要就转移地点、转移模式（救护车或直升机）或是否需要协助进行决策，这些都取决于救护者所处的特定环境。

3 不同儿童的重要差异

不同儿童的体重、身长、体型、智力和情绪反应各不相同。出生时平均体重为 3.5kg、身长 50cm 的新生儿的呼吸和心血管系统储备能力弱，免疫系统发育不成熟。他们只能做有限的运动，表现出有限的情绪反应，并依赖成年人来满足所有需要。儿童期的另一个节点是 ≥ 14 岁，这个时期的青少年体重可能达到 50kg、身高 160cm，虽然看起来和成年人一样，经常表现出高度独立的行为，但是他们仍然需要成人的帮助。

对处于上述两个年龄之间的重病或受伤儿童进行有效的管理，需要了解相关解剖、生理和情感差异，以及相应的处理策略。

3.1 生理差异

3.1.1 体 重

体重增长最快的时期是出生后的第 1 年，儿童的平均出生体重为 3.5kg，到 1 岁时将增加到 9.5kg，之后体重增长缓慢，直到青春期生长加速。

　　由于大多数药物和液体按每公斤体重来计算给药剂量，所以需要尽快确定儿童的体重。显然，获得体重最准确的方法是用体重秤称量，但在紧急情况下很难实现。通常情况下可以从儿童的父母或养育者处了解到，特别是婴儿最近的体重。如果无法获得，可以参考各种公式或参考指南，例如联合皇家学院救护车联络委员会（Joint Royal Colleges and Ambulance Liaison Committee, JRCALC）就提供了各个年龄的儿童数据（见本手册的附录部分）。也有很多计算公式可以使用，但是需要经过被使用人群的验证。

　　如果已知儿童的年龄，表 1.1 可以提供一个近似的体重，以便儿童到达医院前准备合适的设备和药物。医护人员必须掌握所有的体重评估方法，并能够快速准确地使用。到达现场后，医护人员应该快速评估儿童的体型，并比较其是否与预测值有偏差。如果患儿看起来比实际年龄大 / 小，可以升 / 降一个年龄组。

　　儿童的体重随着年龄的增长而增加，各种器官的大小、形状和比例也随之改变（图 1.3）。

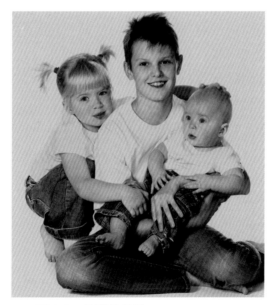

图 1.3　儿童的差异

3.1.2　呼吸系统

　　婴儿的代谢率相对较高，耗氧量相对较大，这是其呼吸频率增加的原因之一，而单位体重的潮气量仍然相对恒定（5~7mL/kg*），直到成年。尽管呼吸做功在早产儿中会有所增加，但也恒定在基础代谢率的 1% 左右。

　　当气道阻塞或肺顺应性降低时，婴儿的胸壁顺应性会导致胸骨下和肋骨间隙凹陷，还会使胸腔内压力减为负压，减少小气道的开放。结果是呼气末的肺容积与胸腔密闭体

―――――――――――――
* 译者注：指每公斤体重，下文同。

积（小气道关闭开始发生时的体积）相似。

低肺容积和呼吸储备受限与高代谢率和高耗氧量的结合意味着婴儿比成人更容易缺氧。在气管插管等过程中，这是一个重要的考虑因素。

婴儿不成熟的肺也更容易受到损伤，长期接受呼吸支持的早产儿，慢性肺部疾病可能导致长时间的氧依赖。例如，患有毛细支气管炎的婴儿可以有持续的"胸部异常"，持续 1 年或更长时间。表 1.1 显示了安静状态下不同年龄儿童的静息呼吸频率。

3.1.3　心血管系统

婴儿期的心搏量相对较小（出生时为 1.5mL/kg），但心脏射血分数比任何年龄段都高 [300mL/（min·kg）]。射血分数随年龄增长而降低，在青春期为 100mL/（min·kg），成人为 70~80mL/（min·kg）。心搏量增加，心脏变大，相对于结缔组织，肌肉质量增加显著。心排血量是心搏量和心率的乘积，这些变化是儿童期心率变化的基础。

表 1.1 中显示了儿童的正常收缩压。

由于心搏量小，且在婴儿中相对固定，因此心排血量主要与心率有关。这一点的重要临床意义是，当血容量正常时补液治疗不能显著改善心排血量。2 岁儿童的心肌功能和对液体复苏的反应与成人相似。

体循环血管阻力在出生后上升，并一直持续到成年，这反映在血压的变化上（表 1.1）。

3.1.4　免疫系统

婴儿出生时，免疫系统发育尚不成熟，因此，婴儿比年龄较大的儿童更容易发生感染，如毛细支气管炎、败血症、脑膜炎和尿路感染。从母亲胎盘获得的抗体可以提供一定程度的早期保护，但这些抗体在出生后 6 个月逐渐减少。随着年龄的增长，母源性抗体会慢慢被婴儿自己产生的抗体（有时是免疫反应产生）取代。母乳喂养可增加对婴儿呼吸道和胃肠道保护，避免感染。

3.2　心理差异

不同年龄儿童的智力和情感有很大差异，了解儿童发育知识有助于分析其行为和制订适当的管理策略。与儿童沟通会面临一些特殊的挑战，应尽可能减轻他们对所处环境的恐惧。

3.2.1　交　流

婴幼儿要么没有语言能力，要么正处在语言发育期，这使得他们对疼痛等症状很难清楚描述。即使是语言表达流利的儿童也会在身体不适或疼痛时保持沉默。信息必须从有限的言语交流和许多非语言暗示（如面部表情和姿势）中获得。年龄较大的儿童更容易理解疾病与治疗等方面的信息，因此可以适当与他们进行与年龄相符的交流。

3.2.2　恐　惧

许多临床情况会使儿童产生恐惧心理，给他们带来额外的痛苦，增加父母的焦虑。

生理参数如脉搏和呼吸频率往往会因为恐惧而加快，这反过来又增加了临床评估病理过程（如休克）的难度。

在受伤和生病的情况下，儿童往往更恐惧。对大多数儿童来说，医学检查和治疗是可怕的。青少年会对健康有不同的理解，需要认真沟通才能开展医疗活动。了解相关疾病知识可以驱散恐惧，因此重要的是，尽可能对儿童清楚地解释病情，且必须以他们能理解的方式。

玩耍的交流方式可以用于年龄较小的儿童（例如用绷带给泰迪熊包扎），这有助于使他们在特殊和紧张的情况下保持正常状态。最后要强调的是，有时必须让父母和孩子呆在一起（包括在复苏过程中，情况允许时）；如果他们离开病床边会加重患儿和他们自己的恐惧，父母也必须时刻得到安抚并充分知情。

4 总 结

PHPLS 课程的重点包括：为医疗保健从业人员提供培训，以便识别和管理威胁儿童生命的疾病；识别重要的潜在疾病并进行初步管理；正确转运到能够提供最终精确干预的医疗团队和机构；在这个过程中，还必须兼顾患儿家长的需要和临床团队的支持。

在进行儿童院前生命支持时，应该意识到不同儿童的重要差异：

- 绝对体型和相对身体比例随年龄的变化。
- 对儿童进行诊断时必须考虑到年龄。
- 对儿童的治疗必须考虑年龄和体重。
- 必须考虑儿童的特殊心理需求。

第 2 章

儿童意外事件的现场管理

学习目标

读完这一章，你能够：

▶ 了解 CSCATTT 的结构及场景管理方法。

▶ 学会使用 ATMISTER 格式进行交流。

1 引　言

在儿童急诊中，理性的场景管理非常重要，因为一旦涉及孩子，人们容易情绪化，进而影响判断，这对救援者、患儿等来说都是很危险的。

大多数情况下，救援者面对的是家庭环境，这通常是一个简单而安全的场景。在这种情况下，院前救援人员将不会受到干扰，能建立融洽的关系，并满足儿童的医疗保健需求以及父母或照护者的情感需求。

由于各种原因，家以外的公共场所发生的儿童事件更加复杂，学习如何有条不紊地应对很重要。下面的这种简单的系统管理方法，可以应对任何意外事件。

2 现场管理

2.1 指　令

根据事件的性质，可能会涉及其他团队，包括救护车、消防队和警察。每个团队都有自己的指挥者，因此为了实现及时的救护和转运，合作和协调很重要。

Pre-Hospital Paediatric Life Support: A Practical Approach to Emergencies, Third Edition. Edited by Alan Charters, Hal Maxwell and Paul Reavley.

© 2017 John Wiley & Sons Ltd. Published 2017 by John Wiley & Sons Ltd.

CSCATTT

C（Command）：指令。

S（Safety）：安全性。

C（Communication）：沟通。

A（Assessment）：病情评估。

T（Triage）：伤情鉴定。

T（Treatment）：治疗。

T（Transport）：转运。

事件的指挥和控制往往比较含糊。某些情况下，想要有效地处理一件意外事故，必须先确定团队的指挥者。然而，院前救护团队需要了解不同机构如何行使指挥权和控制权，"谁应处于首要地位"可能会随着任务和情况的变化而发生变化。通常警察最具权威，但在特定危险情况下可能会发生改变，如面对火灾或化学品伤害等情况时，消防部门将掌握控制权。

2.2 安全性

安全是首要的，人身安全优先于一切。可通过佩戴适当的个人防护装备来加强人身安全。对于在稳定环境中照护儿童的医生来说，自我保护可能仅需要一双一次性手套。然而，在混乱的灾害现场，就必须升级装备以应对现场的危险，救援者必须使用适当的防护装备，以免自己发生伤亡。

道路安全是通过停车来保护现场。必要时警察将使用现场警戒线，控制交通和保护现场以便法医调查。火灾和救援服务用于处理诸如火灾、化学和燃料泄漏及诱捕等即时危险。

救援者的人身安全和现场安全高于一切。经常会看到这样的情况：救援者为了救助一个受伤的儿童冲动进入现场，最终牺牲。

2.3 沟 通

沟通不良是导致现场管理失败的主要原因。记住，你不仅要与你的团队成员沟通，还要与现场及不在现场的其他机构进行沟通。沟通要简短，切中要害。

必须在可能的情况下第一时间通知接收医院，提供的所有相关信息必须简洁、准确、清晰。

专业团队可能参与重病或受伤儿童的治疗，他们需要时间为儿童的到来准备人员和其他医疗资源。经常见到不事先通知接收医院的情况，这可能导致儿童到达医院时得不到及时的治疗。

ATMISTER

A（Age）：儿童的年龄与性别。

T（Time）：事故发生的时间。

M（Mechanism）：受伤原因。

I（Injury）：可能受的伤。

S（Sign）：生命体征和格拉斯哥评分（GCS）的体征。

T（Treatment）：目前接受的治疗。

E（Estimated）：预计到达急诊室的时间。

R（Requirement）：特殊需求，例如准备血液、专科协助、分级反应、呼叫救护车。

事先与待接收医院进行沟通是儿童治疗的重要组成部分，与对伤情的初次和再次评估一样重要！目的是在院前急救和医院救治之间提供无缝衔接的连贯治疗，以为患儿提供最好的救护。院前沟通常用的形式是 ATMISTER。

医护人员应该接受 ATMISTER 形式的系列训练直到能够顺利连贯完成。

2.4 评 估

如果是对家庭环境中的儿童进行评估，场景评估可能最直接明了。然而，大部分情况下，我们需要使用快速评估方法对现场是否安全、环境和周围人的情绪进行评估。一个生病或受伤的儿童经常会高度焦虑，这种焦虑情绪会随着处理不当而升级为愤怒。在怀疑为非意外伤害的情况下，对周围场景的评估可能至关重要，而且你的观察结果在保障儿童安全方面也极为重要。

在诸如道路事故等事故现场，需要对伤亡人数和严重程度进行快速评估。切记，儿童由于体形较小，在现场很容易被忽视。安全座椅、玩具或婴儿车的存在可能提示现场有儿童。儿童可能被弹出、被扔到脚踏板处、隐藏在残骸下等。尽快确认他们是否在事故现场非常重要，因此需要四处寻找，仔细排查。

2.5 急诊分诊

当伤亡数量或类型的资源需求超过可用资源时，考虑哪些患儿需要优先治疗十分关键，详见第 13 章。

2.6 治 疗

现场能提供的治疗十分有限，通常仅能进行一些急救操作。具有儿科重症护理能力的团队可能会在现场做更多的事，这需要克制拉起患儿就跑的冲动。例如，在心脏停搏的情况下，如果急救团队的能力和待接收医院的医疗团队相当甚至更强，那么他们可能会比能力稍差的急救团队提供更长时间的现场治疗。有时，相较于移动状态，在现场就地救护可能更有效。

2.7 转 运

2.7.1 转运分类

儿童转运分为两大类。初次转运涉及儿童被转移到最初接收的医院，二次转运通常是将儿童从初始接收医院转运至另一个医疗机构或专科（儿科）治疗中心。

不延误现场儿童的救治很重要，但是如果没有充分的准备和计划，不要轻易将儿童在两个地点之间转移同样重要！根据现场情况和儿童的情况，准备工作可能需要几分钟到几小时。不必要的延迟转移时间和延迟治疗可能会降低儿童长期生存的概率。

必须采用系统的方法来评估院外儿童的病情，以决定是进行现场救治还是立即转送至医院才能不延误治疗。

院外患儿的系统治疗步骤
- 初步评估。
- 复苏。
- 再次评估。
- 紧急处理。
- 确定性救护。

2.7.2 转运决策

确定将患病或受伤儿童安全转运至最合适的目的地是我们需要慎重考虑的问题，因为这可能会影响患儿的预后。你需要有当地人的指导或借助完备的区域网络来决定应将儿童患者转运至何处。

2.8 儿童、父母和照护者

大多数儿童由至少 1 位家长或照护者照顾，但通常情况下不止 1 个。这些家长有的很焦虑，有的会歇斯底里，这也是他们求助的原因。医护人员的冷静和专业的技术会给他们带来精神上的支持，否则就会增加他们的焦虑或歇斯底里。即使儿童病危或发生心脏停搏，也要尽可能地让父母陪在身边。虽然这可能会使救援者感到不适，但此时待在现场对父母来说很重要，而且也能安抚患儿。

有些人天生善于与儿童相处，有些则不然。试想一下，5 岁时的你面对两个穿着奇怪、甚至让人害怕的制服，带着各种包和器械来到你家里的人会作何反应。因此，救援者面对患病或受伤儿童要友善、温柔，并谨记，此时最重要的是尽快想办法与儿童及其照护者建立起信任，个人荣辱则是次要的。

第 3 章

院前急救准备

学习目标

读完这一章，你能够：
▶ 学会在准备院前急救转运时考虑到患儿的需求。

1 引 言

在舒适、明亮的环境中，拥有充足的工作人员和设备的条件下，处理儿童患者都面临挑战。因此，在家中或者事故现场独自一人处理儿童患者更加具有挑战性。

在医院做出处理儿童患者的决定主要考虑以下两个问题：

（1）我现在需要做什么？

（2）我需要哪些同事的帮助？

而在院前环境中评估儿童患者时，需要考虑更多的问题，包括：

（1）我需要什么帮助，在哪里可以得到这些帮助？

（2）我该如何急救、转移患儿？

（3）我该用什么设备转运患儿？

此外，由于每个救援人员的院前急救技术和能力不同。因此，本节并不进行分步骤的指导，而是呈现一系列的关键点。救援者应针对自己的情况变通处理。当面对受伤和不适的儿童时，事先充分准备和详细了解当下环境可以预防救援失败。

本节内容包括：

● 资源。

● 设备。

Pre-Hospital Paediatric Life Support: A Practical Approach to Emergencies, Third Edition. Edited by Alan Charters, Hal Maxwell and Paul Reavley.

© 2017 John Wiley & Sons Ltd. Published 2017 by John Wiley & Sons Ltd.

- 正常指标、图表和公式。
- 培训和管理。

2 资源：人员

首先，要了解你所在团队的技能组成并明确你们的局限性，将你可能需要的其他技术列入个人和团队的下一步发展计划中。你的工作区域可能有其他医疗资源如重症护理团队，你必须很清楚地知道他们的能力以及如何得到他们的帮助。

其次，要了解医院 / 医疗设施。考虑你所在地区的医院 / 医疗资源以及他们能提供的服务和设施。不仅要考虑他们的医疗能力，还要考虑他们的转运能力。此外，还要了解所有本地区、区域内和跨区域的医疗网络，如治疗烧伤或创伤的医疗机构，以及如何联系他们。保存联系电话和往来记录非常重要。

3 设 备

设备的考量可以采用 < C > ABCDE 方法。此处存在一个疑问：每个地区是否都有儿童专用的特定医疗设备？

< C >（Catastrophic haemorrhage）：严重出血

严重出血的急救设备如动脉止血带和骨盆夹板，可能不适用于年龄较小的儿童。因此应检查随身携带的设备，确认它们是否适合儿童使用。加压敷料和止血敷料通常不要求特定尺寸。

A（Airway）：气道

气道设备包括简单的开放气道工具，声门上气道装置（口咽导管、喉罩等），喉镜，气管导管，吸引器，管架。

B（Breathing）：呼吸

呼吸设备包括带阀的球囊面罩、便携式面罩、输氧设备、通气回路和呼气监测装置。

C（Circulation）：循环

选择循环设备前应先考虑怎样建立血管通路以及使用的药物。应携带一套儿科血管套管和骨髓腔内给药装置。要求非常熟悉骨髓腔穿刺部位。切记用适当的敷料保护和固定穿刺部位。

D（Drug）：药物

药品清单根据专业、受训内容和使用说明有所不同，重要的是，要携带一套适用于所有年龄范围的药物。给药途径包括静脉注射（IV）、骨髓腔内注射（IO）、鼻内给药（IN）、肌内注射（IM）、皮下注射（SC）和直肠给药（PR），需携带适合的给药装备。鼻内给药虽然应用较少，但已证明是安全有效的，采用这种给药方式时需要携带雾化装置。

4 正常指标、图表和公式

要识别异常指标，必须要有方便获取的正常指标，最好是智能手机应用程序或现成的年龄/体重图表（见附录）。因为当人处于压力环境中时，记忆力会下降，容易出错。

所有的药物剂量、液体量等都是按照儿童体重（kg）计算的。虽然可以采用简单的公式来计算体重，但不要忘记更简单的方法，即直接询问患儿的母亲。在英国，大多数母亲会用"镑（lb）"来描述年龄较小儿童的体重，会用"英石（st）"来描述年长儿童的体重。在院前急救时，可以用非常简单和传统的公式计算出体重：

$$体重（kg）=（年龄 +4）\times 2$$

将镑或英石转换为千克（kg）：

$$1kg=2.2lb$$
$$1st=6.3kg$$

详情可参考附录。许多院前急救医护人员会随身携带各年龄用药参考值表格，表中有各年龄儿童的生理正常值、所需药物剂量和设备尺寸的参考值。此外，各种各样的院前急救测量带可以作为辅助备忘录。可以自行选择，但需要随身携带有这些物品，以备不时之需。

5 培训和管理

对于平时实践较少的领域，保持技能水平和知识更新的唯一方法就是参加个人和单位组织的教学和培训。实践越少的知识和技能越需要练习。因此，训练计划单元中应包含儿科专题知识和技能培训。为了明确哪些知识和训练是必需的，要保证复习所有重要的儿科病例，这一点非常重要，此外还要回顾热点内容和开展临床管理会议。

第 **4** 章

重症和外伤儿童的评估与紧急处理

学习目标

读完这一章，你能够：

▶ 学会如何识别重症或外伤儿童。

▶ 学会重症或外伤儿童的评估方法（＜ C ＞ABCDE）。

▶ 学会重症或外伤儿童的复苏步骤。

1 评 估

1.1 引 言

儿童在应激状态下有很好的生理代偿，因此重症儿童所表现出来的症状可以很轻微。评估有两个要素，即对现场的评估和对重症儿童的评估。

1.2 现场评估

在涉及意外伤害时，现场评估可以提供大量信息，进而有助于评估患儿的伤情，但在实际处理过程中通常很少考虑到这一点。因此不能忽视现场评估的作用。

所有的现场评估首先都必须确保医护人员自身的安全。当接近患儿时，必须"仔细观察现场"，寻找有关问题的线索。例如，在交通事故中，当骑自行车的儿童被汽车撞倒时，可以根据现场涉事车辆和儿童车辆受损的区域，以及汽车、自行车和受伤儿童的相对位置，评估儿童身体的哪些部分可能受到损伤、受到多大的撞击力以及潜在的伤害。

对于家庭中患病或受伤儿童的现场评估要遵循相同的原则。首先进入房屋时要注意自身的安全，比如观察房间中是否有狗；还要观察患儿家人的行为举止，比如到达现场

Pre-Hospital Paediatric Life Support: A Practical Approach to Emergencies, Third Edition. Edited by Alan Charters, Hal Maxwell and Paul Reavley.

© 2017 John Wiley & Sons Ltd. Published 2017 by John Wiley & Sons Ltd.

时等在门口的母亲看起来是焦躁不安，还是无动于衷、漠不关心；除此之外，还要观察房屋的整体外观，是干净、秩序井然，还是混乱、肮脏不堪。这些因素将为潜在疾病的严重程度、家庭教养和应对技巧提供线索，并可能暗示房屋内还存在其他影响照护儿童的不利因素。

总之，当接近患病或受伤儿童时，救援者首先要考虑到自身安全，然后评估现场，寻找受伤的原因和影响照护儿童的不利因素。

1.3 疾病和伤害的初步评估

对患病或受伤儿童的初步评估可采用 <C> ABCDE 方法。

通过观察儿童的整体外观通常可以快速准确地评估出应该采取哪些医疗干预措施，包括情绪是否开心、思维是否敏捷。在母亲怀抱中皮肤苍白、昏昏欲睡、四肢松软的儿童比开心地伸手去拿玩具的儿童更需要紧急医疗干预和转运。对于儿童来说，单纯观察比立即开始详细的检查能得到更多有价值的信息，尤其是对于幼儿，因为他们害怕陌生人，所以很难配合查体。医护人员在工作时应该尽量与儿童处于同一高度，俯视患儿可能会让其觉得受到威胁，尤其是在使用听诊器等设备时，医护人员的微笑将会很好地抚慰患儿。在不危及生命的情况下，可以将游戏纳入到评估过程中。只有在必要的情况下才可解开患儿的衣服，并且一次只暴露一个区域，儿童发热时除外，此时尽量减少衣物有助于降温。

处理儿童问题时需要遵循以下原则：

（1）不要对儿童撒谎或惊吓。如果要进行某项操作，特别是当该操作会让儿童感到不愉快时，请以适合其年龄的方式解释需要这样做的原因，并告知该操作可能会让其感到不适。欺骗或者不提前告知将要发生的事情，可能导致儿童对随后所有的照护者失去信任。但是，向儿童解释时需要把握好时间，以免延误治疗。

（2）切记让父母参与到评估过程当中。在大多数低年龄组儿童中，让其坐在父母的膝盖上或让父母分散其注意力，不仅有助于消除儿童的疑问，而且会让父母获得告知感，这本身就能够抚慰父母和患儿。需要注意的是，如果儿童受伤，父母常常会感到无助和内疚。如果情况允许，尽量让父母和儿童在一起。如果儿童不明白为何要让父母离开，会因为担心再也见不到家人而加重其恐惧心理。

（3）当救援者尝试帮助儿童时，他们可能会很不配合。此时千万不能生气，因为愤怒不仅不利于获得患儿的配合，甚至可能会增加父母的不适感，使患儿的父母感到不适。平静的鼓励和亲切的笑容在很大程度上有助于消除他们的恐惧。

（4）应始终让儿童参与到治疗方案的讨论过程中，尤其是年龄较大的儿童。残疾儿童的理解能力可能超出我们的想象。对儿童来说，医生在向患儿父母解释治疗过程时如果完全忽视患儿本身，会让其感到不受尊重，而这种感受会影响其对医生的信任。

不同年龄段的儿童评估还需要考虑其他因素。

1.3.1 婴 儿

有些婴儿在救援者靠近时会哭闹，有些会因为试图检查而感到不安。实际上婴儿的情绪通常是可以安抚的。如果他们在检查期间可以保持平静，或者通过安抚获得平静，就是"处理得好"，可以令人安心。因为重症婴儿的特征之一是烦躁不安或难以安抚。父母对婴儿哭泣的音调和性质反常通常非常警觉，要重点参考父母对婴儿表现异常的判断，然后做进一步的评估。囟门（或"软点"）可能是一个有用的辅助评估标志。正常情况下囟门平软，囟门张力增高可能是颅内压增高的征象，注意当婴儿哭泣时囟门也会变得紧张。囟门凹陷可能是脱水的征象。

对于 6~7 个月以上的婴儿，尽可能将其安置在家长的膝盖上进行检查（图 4.1）。虽然这会使某些部位（如腹部）的检查存在困难，但是从一个配合检查的婴儿身上获得的信息远比从一个因为远离母亲而哭闹的婴儿身上得到的多。

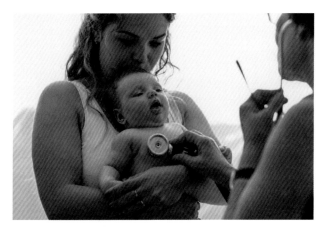

图 4.1　婴儿查体

对婴儿查体时，最好先检查需要相对制动的部位，以避免其因检查变得烦躁不安而影响随后的检查。但仍需要按照常规的 ABC（气道、呼吸系统和循环系统）顺序来评估和检查。一般情况下，最好将疼痛部位或耳鼻喉检查留到最后。

并不是每个婴儿都有必要进行从头到脚的检查，除非出于特定的原因，如完全暴露身体寻找皮疹。事实上，这种检查有时反而是有害的，甚至会延误转运，使患儿受凉和受惊。

1.3.2 幼 儿

幼儿查体期间除了会面临类似于婴儿查体的困难，还有以下两点需要注意。

首先，他们对陌生人更加警惕。其次，这个年龄段的儿童很任性，坚决拒绝接受检查。虽然这会给检查者带来困难，但是也表明这类儿童不是重症，对检查者来说也是一种欣慰。

通常检查者可以先温柔地平视他们的双眼（图 4.2），然后用他们能够理解的词汇进行详细的解释使其放心，从而使检查顺利进行。此时让父母帮助安抚和固定患儿非常重要。

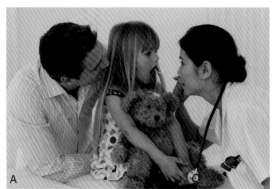
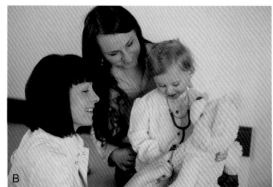

图 4.2　幼儿查体

　　让受惊吓的患儿事先接触检查将要用到的仪器通常可以避免其对将要经历的检查产生恐惧。如果患儿很恐惧且不合作，可以仅进行必要的检查。如上所述，必要时甚至可以将检查仅限于观察患儿的整体外观，尤其是当幼儿上气道阻塞时，如喉炎或怀疑异物吸入。因为这些情况下，情绪激动可能导致气道完全阻塞和呼吸停止。当患儿有喘鸣时，切记不要检查口腔或咽喉。

　　当患儿焦虑不安时，如果检查者逐渐失去耐心，会使情况变得更糟糕。此时检查者可以使用和善的语气并微笑面对患儿以缓和气氛。

1.3.3　学龄期儿童

　　该年龄段的儿童交流起来通常比较容易，也能更好地配合检查。然而，他们有时会因为压力表现出退缩和不讲道理。在这种情况下，救援者必须保持耐心和冷静，并尝试让他们加入到谈话中，如果对他们视而不见会伤害他们的自尊心。年龄较大的儿童如果非常恐惧，可以让其坐在父母的腿上接受查体（图 4.3）。

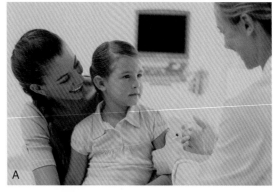
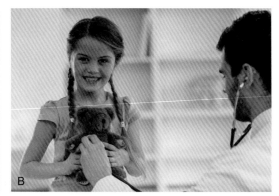

图 4.3　学龄期儿童查体

1.3.4　青少年

人们通常认为，青少年和成年人一样容易配合检查。但事实上，他们不论是思想还是身体都还未完全成熟。有些青少年可能表现出成熟冷静，有些则不太配合。他们常常怯于表达自己的焦虑，担心被人嘲笑。切记，即使这个年龄段的儿童看起来成熟，也要首先让他们放松戒备。

有些青少年在检查时会有所隐瞒。可能由于事故发生地是他们不应该出现的地方，或者因摄入酒精或毒品使他们的意识不清，或者可能想隐瞒怀孕的事实，但反抗情绪和羞耻感对病情有害无益。

该年龄段儿童越来越普遍地出现心理疾病，而且治疗非常具有挑战性。相比于年龄较小的儿童，青少年群体中自我伤害现象更加普遍，因此相关的身体症状也更加常见，但并非典型的精神症状。

最后，请切记，青少年群体往往非常害羞，必须尽力尊重他们的意愿，保护他们的隐私。情况允许时可以考虑对其进行同性别检查，特别是对有特殊宗教或文化禁令的青少年。

2　儿童评估：需要考虑的实际因素

观察病情走势比单次观察更有价值，因此要注意记录每一次观察的时间，以便监测临床病程进展。

致命性出血（＜C＞ABC 法）

> 在受伤儿童的救治中，首要任务是控制致命性出血。

认识并治疗威胁生命的出血，该出血在几分钟内就可能导致儿童死亡。

2.1　四肢损伤

应用动脉止血带，如图 4.4 所示。止血带的扎缚位置尽可能位于肢体远端，以减少组织损伤。如果无法控制远端出血，应考虑使用 2 根止血带。

如果出血仍无法控制，可用止血纱布和敷料加压包扎伤口，并立即转运至医院，须提前通知接收医院。

需要注意的是，有效的加压止血会非常疼。必须注意加压止血带的使用时间，并确保将其告知接收团队。止血带使用时间不能超过 60min。

2.2　骨盆损伤

儿童骨盆骨折可导致出血，通常是儿童致命性出血的原因。成人和儿童的骨盆夹板一般不通用，应该有不同规格的骨盆夹板以供不同年龄段的儿童使用。救援者应熟悉不同规格夹板的正确使用方法，因为目前的夹板使用情况并不理想。根据骨盆的受伤机制，

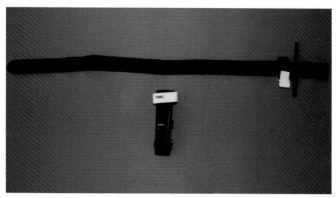

图 4.4 手动动脉止血带

当儿童出现肛门、阴道或尿道淤血或出血，发生双侧肢体不对称，骨盆疼痛时要怀疑骨盆损伤。一旦怀疑有骨盆损伤，就应尽早使用夹板固定。

2.3 头部、躯干和关节损伤

对伤口处使用敷料进行加压包扎，大多数出血可以得到控制。

如果出血不能控制，应按照说明书（通常需要两个人一起操作）使用止血敷料，重复几次加压包扎，并立即转运至医院，须提前告知接收医院。

3 气道和呼吸功能的初步评估

3.1 气道评估

如果是因钝器造成的颈椎或神经损伤，并且儿童比较配合（在穿透性创伤中不适用），应立即实施人工颈椎固定术。气道评估需按照以下步骤进行。

> 评估气道的位置和通畅性，寻找气道阻塞的体征和呼吸音。

开放气道并：
- 观察胸部起伏。
- 听有无呼吸音。
- 用面颊感受患儿有无呼气。
- 如果没有呼吸，请立即开始基础生命支持。

3.2 呼吸评估

下面展示了一个简单的呼吸评估操作流程。

> **RIPPA**
> R（Respiratory）：呼吸频率。

I（Inspection）：视诊。

P（Palpation）：触诊。

P（Percussion）：叩诊。

A（Ausculation）：听诊。

在进一步评估儿童的呼吸功能时，应注意观察其呼吸力度、有效性，以及呼吸不充分可能对儿童其他身体器官造成的影响。

3.2.1 呼吸做功

呼吸做功的增加程度在临床上可以评估呼吸问题的严重程度，包含以下评估项目。

呼吸频率

表 4.1 列出了不同年龄段儿童的正常静息状态下的呼吸频率。呼吸频率的观察时间应超过 30s，以提高测量的准确性。

表 4.1　不同年龄段儿童静息时的呼吸频率

年龄	呼吸频率（/min）	年龄	呼吸频率（/min）
出生到 1 个月	25~50	2~7 岁	20~30
3 个月	25~45	8~11 岁	15~25
6~12 个月	20~40	12 岁至成人	12~24
18 个月	20~35		

婴儿的呼吸频率最快，此后随着年龄增长而下降。解读单次测量结果时应注意，婴儿的呼吸频率随着不同的活动状态可以在 30/min 至 90/min 之间波动，其变化趋势可作为病情减轻或恶化最有用的指标。静息状态下，呼吸急促表明出现肺部或气道疾病或代谢性酸中毒，需要增加通气量。呼吸频率较低可能是疲劳、大脑功能减退或生命即将终结的前兆。

胸部凹陷

肋间、肋缘下、胸骨下或胸骨上（气管牵拉）凹陷表明呼吸做功进一步增加。这种体征更常见于婴儿，因为他们的胸壁薄，便于观察。儿童（6 岁或 7 岁以上）存在胸部凹陷时表明存在严重的呼吸问题，凹陷程度表明了呼吸困难的严重程度。然而需要注意的是，为了增加呼吸次数而用力呼吸导致呼吸肌麻痹的儿童呼吸会减弱或停止。

异常呼吸音

吸气相的异常呼吸音（喘鸣音）是上气道阻塞的标志。上气道严重梗阻时，喘鸣音也可出现在呼气相，但吸气相通常更明显。哮鸣音提示下气道狭窄，呼气相更明显，呼气相延长也表明下气道狭窄。异常呼吸音的大小并不总是反映气道阻塞严重程度的指标，因为可能会在疾病终末期前消失。

鼾　音

鼾音是呼气时气体通过部分闭合的声门而产生的，是在呼气末给予正压通气的一种代偿，以防止呼气末气道塌陷，从而改善氧合。这是重症呼吸窘迫的征兆，是患有肺炎或肺水肿的婴幼儿的显著特征。儿童颅内压增高、腹胀或腹膜炎时也可出现。

使用辅助呼吸肌

当呼吸做功增加时，胸锁乳突肌可以作为辅助呼吸肌参与呼吸。但这种方式对婴儿无效，只会导致点头样呼吸。点头样呼吸在诊断呼吸窘迫时有重要意义。

鼻翼扇动

鼻翼扇动可见于呼吸窘迫婴儿。

气　喘

气喘是重度缺氧的征兆，也可能发生于终末期前期。

例外情况

在以下 3 种情况下呼吸困难可能减轻：

（1）患有严重呼吸系统疾病的婴儿或儿童，在一段时间后可能会出现呼吸疲劳，呼吸困难的表现会减轻。呼吸衰竭是终末期前期的体征。

（2）由于颅内压增高、中毒或脑病导致的呼吸减弱。在这种情况下呼吸不足是由呼吸中枢的驱动力减弱引起的。

（3）患有神经肌肉疾病（如脊髓性肌萎缩症或肌营养不良症）的儿童可能会出现呼吸衰竭而不会出现呼吸费力。

这些情况下呼吸衰竭的诊断依赖于观察呼吸的有效性，寻找其他通气不足的迹象。这些将在下文中进行讨论。

3.2.3　呼吸效率

观察胸部扩张程度（婴儿表现为腹部隆起）可以帮助我们了解呼气和吸气的程度。同样地，胸部听诊也可以提供重要的信息，还要注意是否有听诊呼吸音减弱、双侧不对称或存在支气管呼吸音。寂静肺是一种非常不妙的体征。

脉搏血氧仪可用于测量动脉血氧饱和度（SpO_2）。利用氧合作为通气的替代指标，气体测定可以很好地反映呼吸的有效性。良好的体积描记（脉搏）波形对于帮助确认测量的准确性很重要。在严重休克和体温过低时，脉搏可能会很弱或测不到。当 $SpO_2 <$ 70% 时，因为运动伪影和羧基血红蛋白的存在，其测量结果也不太准确。为了进一步准确评估通气的有效性，应该测量呼气末 CO_2 浓度。婴儿或儿童的正常 SpO_2 范围为 97%~100%。

3.2.3　呼吸的影响

心　率

缺氧会导致较大的婴儿和儿童出现心动过速。焦虑和发热也会导致心动过速，使其成为非特异性体征。严重或长时间的低氧会导致心动过缓，这是终末前期的体征之一。

肤　色

缺氧（通过释放儿茶酚胺）导致血管收缩和皮肤苍白。发绀是缺氧晚期和终末前期征兆，通常出现在 SpO_2<70% 且没有贫血的情况下。患有急性呼吸系统疾病的中心型发绀，患儿可见舌和黏膜呈青紫色，四肢末梢皮肤不是青紫色，此时的患儿往往接近于呼吸停止状态。贫血的儿童除非严重缺氧，否则不会出现发绀。少数儿童因有发绀性心脏病，出现发绀时氧气输送也充足，且大部分此类发绀不会通过氧疗改变。

精神状态

儿童缺氧或高碳酸血症时会表现出焦虑/困倦。随着时间的延长困倦加重，最终意识丧失。全身性肌张力减弱也常伴有缺氧性脑瘫。这些非常重要的体征在婴儿中很难检查到，因为父母可能认为婴儿只是"不自主"。临床医生必须通过眼神接触来评估婴儿的警觉状态，注意其对声音的反应，必要时应检查其对疼痛刺激的反应。

4　循环系统的初步评估

4.1　识别潜在的循环衰竭

在进一步治疗之前，先检查并控制致命性出血，并检查敷料、止血带和骨盆夹板。

4.1.1　心　率

儿童的正常心率如表 4.2 所示。由于儿茶酚胺的释放，作为对每搏输出量减少的代偿，休克时心率首先增加，特别是婴儿，心率可能会非常快（高达 220/min）。

表 4.2　不同年龄段儿童的正常心率值

年龄（岁）	心率（/min）	年龄（岁）	心率（/min）
出生至 1 岁	120~170	4~5 岁	80~135
3 个月	115~160	6~7 岁	80~130
6~12 个月	110~160	8~11 岁	70~120
18 个月	100~155	12 岁	65~115
2 岁	100~150	14 岁至成人	60~110
3 岁	90~140		

心率低于 60/min 被定义为脉率异常缓慢或心动过缓，与全身灌注不良相关的心率快速下降是终末期指征之一。

4.1.2　脉搏容积

虽然严重休克发生前机体能维持正常血压，但可以通过触摸外周脉搏和中心脉搏来获得灌注指征。外周脉搏无法触及和中心脉搏减弱是失代偿性休克的严重征兆，表明已经存在低血压。洪脉可能由心排血量增加（例如败血症）、动－静脉分流（如动脉导管未闭）或高碳酸血症引起。虽然有人认为成人的各种脉搏特征与收缩压水平相关，尽管桡动脉脉搏存在可以清楚地表明外周灌注尚可维持，但这并不适用于儿童。

4.1.3 毛细血管再充盈

在胸骨中段（或肤色较深处）的皮肤上持续按压 5s 后，毛细血管再充盈时间应在 2~3s 内，更慢的再充盈时间可能表明外周灌注不良。当儿童看起来并无异常且外周皮肤温暖时，可能是早期诊断脓毒性休克的一个体征。

发热并不影响低血容量儿童毛细血管再充盈延迟的灵敏性，但环境温度低会降低其特异性，所以对处于寒冷环境中的创伤儿童应谨慎使用该指征。

对皮肤发花的儿童更难评估该体征，可以观察甲床，婴幼儿可观察足底皮肤。毛细血管再充盈时间不应是休克的唯一指标。

4.2 血 压

在院前紧急情况和紧急治疗阶段，并不常规测量儿童的血压。如果需要测量，则应为不同年龄段的儿童准备相应尺寸的袖带。低血压被认为是终末期征兆之一个。

4.3 循环不足对其他器官的影响

4.3.1 呼吸系统

呼吸频率加快伴随潮气量的增加，但不伴随呼吸困难，这是由循环衰竭和代谢性酸中毒引起的氧气需求量增加所致。呼吸频率加快可能是身体不适患儿早期且经常被忽视的征象。

4.3.2 皮 肤

外周皮肤花纹、低皮温、苍白提示灌注不良。随着循环衰竭的进展，患儿可能会感觉到发冷。随着复苏的成功进行，肢体皮温可能会升高。

4.3.3 精神状态

躁动后嗜睡，最终导致意识丧失是循环衰竭的特征。这些体征是由婴儿脑灌注不足和缺氧引起的，父母可能会报告其异常行为，如比平时烦躁、哭闹或嗜睡。

4.3.4 肾功能

应采集换尿布次数是否减少或尿量减少的病史。

4.3.5 心力衰竭

心源性呼吸衰竭的特征如下：

● 吸氧无法改善的发绀。

● 心动过速与呼吸困难不成比例。

● 颈静脉压升高。

- 奔马律 / 杂音。

- 肝脏大。

- 无法触及股动脉搏动。

注意：并非所有的患儿都会出现以上所有症状！

5   功能障碍的初步评估（神经系统评估）

5.1   识别潜在的中枢神经系统功能障碍

只有在评估和治疗大量出血（<C>）、气道（A）、呼吸（B）和循环（C）异常之后，才能进行神经系统评估，没有比 ABC 更紧急的神经系统问题。

呼吸衰竭和循环衰竭都会对中枢神经系统产生影响。相反地，一些有直接中枢神经系统改变的疾病（如脑膜炎、创伤和癫痫持续状态引起的颅内压增高）也可能导致呼吸和循环功能异常。

在进行功能损伤评估时，血糖水平检测非常重要，如果儿童因为循环系统的紧急问题需要建立静脉通路，可以在此时或更早测量血糖水平。

5.1.1   意识水平

对儿童的意识水平可以采用 AVPU 法进行评估，即通过将儿童对应到方框中显示的某一类别，对其意识水平进行快速评估。在使用 AVPU 方法评估时还要注意瞳孔的检查。

A（ALERT）：警觉（正常反应）。
V（responds to VOICE）：对声音刺激有反应。
P（responds only to PAIN）：仅对疼痛刺激有反应。
U（UNRESPONSIVE to all stimuli）：对所有刺激无反应。

如果儿童对声音刺激没有反应，对疼痛的反应评估就很重要。可以通过用力挤压斜方肌来实现疼痛的中枢刺激。过去常按压眶上肌检查疼痛刺激，但这种方法常令其父母担心。对任何刺激均没有反应或只对疼痛刺激有反应的儿童说明存在深度昏迷。

AVPU/ GCS

如果儿童对声音没有反应，就需要进行疼痛刺激试验；如果儿童对疼痛有反应，应注意眼睛和四肢的具体反应，以及发出了什么声音或言语，而不是简单地将儿童归类为"P"。简单的描述是构成格拉斯哥昏迷评分（GCS）的基础，比如"疼痛刺激时睁开眼睛"或"能感知到疼痛部位"比单独的"P"包含更多的信息。当儿童疼痛时不睁眼 / 没有发出声音及伸展四肢时，其 GCS 为 4 分，可能需要及时的气道保护；当儿童疼痛时睁开眼睛或突然喊出可识别的语言，并且能感知疼痛刺激的部位时，则 GCS 评分为 10 分，说明危险性并不大。两者都被归类为"P"。

5.1.2　姿　势

患有不同系统严重疾病的儿童都可以表现为肌张力低下（软瘫）。患儿若呈现出僵硬的姿势，如去皮质强直状态（手臂弯曲，双腿伸直）或去大脑强直状态（手臂伸展，双腿伸展），均为严重脑功能障碍的征兆（图4.5）。

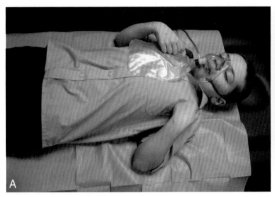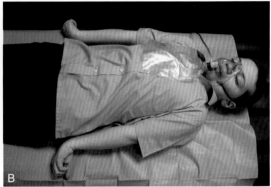

图4.5　A. 去皮质强直姿势。B. 去大脑强直姿势

这些姿势可能被误认为惊厥的强直阶段。

有时疼痛刺激也可能引发这些姿势，由于上气道阻塞导致的严重强直可以与脑膜刺激引起的角弓反张相似。婴儿的颈部僵硬和囟门隆起是脑膜炎的指征。

5.1.3　瞳　孔

药物、缺氧、低血容量、颅内压增高和脑损伤均可影响瞳孔的大小和反应。最重要的瞳孔征是瞳孔散大、对光反应消失和大小不等，提示可能存在严重的颅内病变。

5.2　中枢神经系统功能障碍对呼吸系统的影响

有几种可识别的呼吸模式异常伴有颅内压增高。它们通常是可变的，并且可能会从过度通气到无力呼吸再到呼吸暂停。昏迷患儿出现任何异常呼吸模式都表明中脑或脑干功能障碍。

5.3　中枢神经系统功能障碍对循环系统的影响

伴有窦性心动过缓的系统性高血压（库欣反应）是颅内压增高导致的脑干压迫的表现。这是一个终末期征兆。

6　身体暴露评估

脱掉重症儿童的衣服有助于观察阳性疾病体征，以及指导相应的紧急治疗。

6.1　体　温

发热表明感染是导致疾病的原因，但也可能是长时间抽搐或发抖的结果。婴儿感染时也可以表现出低体温。

6.2 皮 疹

检查皮疹，如过敏反应时的荨麻疹、紫癜、瘀斑、败血症和被虐待儿童的瘀伤，或过敏反应和某些类型败血症引起的斑丘疹和红斑疹。

婴儿或儿童的快速临床评估总结（<C>ABCDE）

致命性出血 <C>

 可见的周围性出血

 怀疑骨盆损伤

气道（A）和呼吸（B）

 呼吸运动

 呼吸频率 / 节律

 喘鸣音 / 哮鸣音

 胸部运动的对称性

 听诊

 肤色

循环（C）

 心率

 脉博

 毛细血管再充盈时间

 皮肤温度

 尿量减少，纸尿裤用量减少

功能障碍（D）

 精神状态 / 意识水平（AVPU 或 GCS）

 姿势

 瞳孔

 血糖检测

暴露身体（E）

 温度

 皮疹和瘀伤

 整个评估过程应少于1min。一旦气道（A）、呼吸（B）和循环（C）被确定为稳定状态，则可以继续对潜在疾病进行进一步治疗。在后续治疗期间，必须反复评估ABCD，以判断病情是否恶化。

6.3 外 伤

检查是否有外伤对于无法行走的儿童或怀疑非意外伤害的其他情况非常重要。

6.4 重新评估

对呼吸和心率、呼吸困难程度、血压、意识水平、瞳孔等体征进行初次评估是必要的，但对这些指正进行频繁且反复的重新评估可以获得更多信息，进而有助于预测患儿疾病发展的趋势。

7 初步评估和复苏

对重症或受伤儿童重要器官功能的快速初步评估应该与必要的即时复苏同时进行。应遵循 <C>ABC 法进行评估。在进行更详细的二级评估之前，必须完成这项初步评估及所有必要的复苏。

7.1 致命性出血

参见第 2 节。

7.2 气　道

7.2.1 初步评估

参见第 3 节。

7.2.2 复　苏

- 如果气道未开放，则可以通过以下方式确保气道通畅：

—抬起或推起下颌——气道开放操作。

—使用气道辅助器械，如口咽或鼻咽通气管。

—声门上气道装置（supraglottic airway device，SAD），或特殊情况下由训练有素和经验丰富的救援者进行气管插管。

- 任何气道开放操作后都需要重新评估气道。

7.3 呼　吸

7.3.1 初步评估

参见第 3 节。

开放气道不能确保足够的通气。后者需要正常的呼吸中枢和完善的肺功能，并通过膈肌和胸壁的协调运动来实现强有力的呼吸。

7.3.2 复　苏

- 通过带有气囊的一次性复苏面罩可将高流量氧气以足够流速（保持气囊膨胀）输送给呼吸困难或缺氧的儿童（如果氧气供应不受限制，则一般为 15L/min）
- 对于呼吸不充分的儿童，应该使用带阀门的气囊 – 面罩通气装置。同时可能需要辅助治疗，如口咽或鼻咽通气管，并考虑 SAD。

7.4 循 环

参见第 4 节。

7.4.1 初步评估

循环系统的评估方法在前面的章节已经阐述过，它比呼吸评估更困难，切勿过度解读个人测量数据，应始终结合所有参数进行综合考虑，并注意可能的混杂因素以及潜在病因。

7.4.2 复 苏

• 给每个循环不足（休克）的儿童提供高流量的氧气。通气不足或气道开放受限时将通过带有气囊的一次性呼吸面罩、带阀的气囊面罩或 SAD 来实现。

• 对于疑似败血症的儿童，应该建立静脉或骨髓腔内通路并立即输注 10mL/kg 的晶体液（通常为 0.9% 生理盐水），如果没有临床改善，可以立即重复。通常输液量不超过 40mL/kg，并且要非常谨慎，进行该治疗时需要持续监测患儿的反应。如果患儿病情恶化，或者进展为呼吸困难，则应停止输液。

每次补液后（或者尽可能在输注期间）需要重新评估 <C>ABC，并在需要时重复输液。

在儿童创伤评估中，每次重新评估后应该给予一次 5mL/kg 晶体液快速静脉推注。重复推注直到儿童的循环状态有根本的改善，直至转为正常，同时以桡动脉脉搏作为监测指标。如果存在低血容量以外的原因（例如由疼痛或焦虑引起的心动过速），则可能无法使所有生命体征正常。重要的是，不要对严重创伤儿童过度输液，必须准确记录并限制输液量，且在医院进行详细的交接。

7.5 功能障碍（神经系统评估）

7.5.1 初步评估

参见第 5 节。

缺氧和休克都会导致意识水平下降。在确定意识水平降低是由于原发性神经系统疾病所致之前，必须解决 ABC 的所有问题。中枢神经系统功能障碍的快速评估已经在之前的章节描述过。切记，所有意识水平下降或惊厥的患儿必须首先检测血糖水平。

7.5.2 复 苏

考虑早期转诊以保证任何意识评估记录为"P"或"U"（仅对疼痛刺激有反应或无反应）的患儿气道稳定（插管），除非本科室人员有能力，否则应请经验丰富的儿童麻醉医生进行操作。尽可能保持气道通畅（如果患儿没有咽反射，必要时可使用辅助人工气道装置），直至插管完成。

静脉快速推注 10% 葡萄糖溶液（2mL/kg）以治疗低血糖，然后定期监测血糖水平并重复静脉推注（需要时），也可以使用静脉持续滴注葡萄糖。

可以给予口服咪达唑仑或直肠注入地西泮，如果需要，随后可以静脉注射劳拉西泮，注射时间应持续 5min 以上（参见第 5 章惊厥部分）。

儿童颅内压增高时也需要进行相应处理（参见第 5 章昏迷管理部分）。

第 **5** 章

重症儿童的紧急处理

学习目标

读完这一章，你能够：
▶ 学会如何判断儿童气道、呼吸、循环及神经系统急症。
▶ 学会儿童气道、呼吸、循环及神经系统急症的急救措施。

1 引 言

到医疗保健机构就诊的儿童重症比例相对较小，多为自限性疾病，一般不会危及生命。然而，对于婴幼儿来说，很难区分严重感染和自限性病毒感染性疾病。例如，婴儿不舒服的临床表现可能仅是睡眠或饮食习惯发生了一些变化。医疗保健医生的职责是区分危及生命的状况和自限性疾病，有时可能很困难，需要仔细追问病史，完善检查并结合临床经验。

一般原则
· 询问病史。
· 全面监测患儿的基本生命体征，包括呼吸频率、心率、体温及毛细血管再充盈时间。如果血压会影响临床决策并有合适的袖带，需要测量血压。
· 儿童年龄越小，越要及时就诊。
· 对于有意识改变或惊厥史的儿童和婴儿，始终需要监测血糖水平。
· 定期评估患儿的病情很有必要，特别是在转运时间延长或路途遥远的情况下。
· 如果有隐患，在适当的环境中观察一段时间儿童的病情变化很重要，也很有必要。
· 让患儿和父母共同参与临床决策。
· 如果患儿不需要转运，需要给他们提供清晰、书面的建议，并用红色标记出什么情况下需要及时就诊以及去何处就诊。

Pre-Hospital Paediatric Life Support: A Practical Approach to Emergencies, Third Edition. Edited by Alan Charters, Hal Maxwell and Paul Reavley.

© 2017 John Wiley & Sons Ltd. Published 2017 by John Wiley & Sons Ltd.

前面的章节讨论了儿童院前急救可能遇到的主要情况，本章将阐述处理流程。对患病儿童使用系统化的评估方法很重要，这样才能确保救援者及时发现更细微的症状。

2 呼吸困难

表 5.1 总结了呼吸困难的突发因素。

表 5.1 呼吸困难的突发因素

发病情况（英国）	诊断	临床表现
很常见	病毒性喉气管炎	鼻炎，犬吠样咳嗽，轻度发热，声音嘶哑，喘鸣，
常见	复发性或痉挛性喉炎	突然发作，反复，特殊病史
少见	喉部异物	突然发作，窒息史
罕见	会厌炎	流涎，声音低沉，脓毒症
	细菌性喉炎	剧烈咳嗽，胸痛，脓毒症
	创伤	颈部肿胀，捻发音，擦伤
	咽喉脓肿	流涎，脓毒血症
	热气吸入	面部烧伤，口腔内烟灰灼伤
	血管神经性水肿	瘙痒，面部水肿，荨麻疹
	白喉	有疫区接触史，未接种疫苗

2.1 寻找病因

一般情况下，吸气性喘鸣音提示上气道梗阻，而呼气性喘鸣音（喘息）表明存在下气道问题。

• 如果听到较多"痰鸣音"，提示气道内充满分泌物，需要清除。这也表明儿童很疲乏，不能通过咳嗽排出气道分泌物。

• 如果听到鼾声（呼噜声），应考虑部分气道阻塞，可能源于精神萎靡或"高位"梗阻，如周围扁桃体脓肿（扁桃体炎）。

• 如果有犬吠样咳嗽，同时可闻及明显的喘鸣音，则怀疑咽部上气道阻塞。

• 突然发作，没有前驱症状和吸入病史，考虑喉部异物。

• 咽喉脓肿的异常发音有时听起来像口中含着"烫嘴山芋"说话时的声音。

在气道受损但功能正常的儿童中，一个重要原则是避免使患儿受到惊吓时病情恶化。哭闹和挣扎有可能迅速将部分气道梗阻转变为完全气道梗阻。儿童吸氧或雾化肾上腺素可能需要家长的帮助。通常情况下要非常仔细地检查咽喉部，如果怀疑会厌炎，切记不要进行任何有可能触碰咽部的操作。

2.2 具体症状

2.2.1 喉 炎

喉炎是一种伴有吸气性喘鸣、犬吠样咳嗽、声音嘶哑和不同程度呼吸窘迫的急性临床综合征，这个定义包含了几种不同的异常体征。急性病毒性喉气管支气管炎（病毒性喉炎）是最常见的喉炎，占喉气管感染病例的 95% 以上。病毒性喉炎发病高峰期为出生后第 2 年，大多数住院病例为 6 个月至 5 岁的儿童。许多儿童发生喘鸣和轻度发热（<38.5℃），大部分不伴或仅伴有轻度呼吸困难，少部分（发生率 <5%，通常年龄 <3 岁）合并威胁生命的气道梗阻。

处理措施

儿童喘鸣的处理措施见图 5.1。

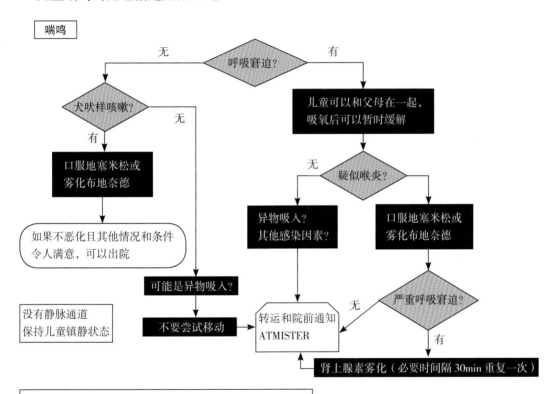

药物剂量：
地塞米松，口服，0.15mg/kg
布地奈德溶液，雾化吸入，>1 个月：2mg（仅 1 次）
肾上腺素，雾化吸入，稀释为 1：1 000，3~5mL（仅 1 次）

图 5.1 喘鸣的处理流程

● 口服地塞米松一般情况下在 45min 内可改善喘鸣症状。如果没有口服制剂，可以口服地塞米松静脉制剂。雾化吸入布地奈德也非常有效，但可能会使患儿不安、烦躁，执行起来需要花费更长的时间。

- 口服地塞米松剂量为 0.15mg/kg，必要时间隔 12h 重复一次。

- 雾化吸入布地奈德的剂量为 2mg。

- 对携带泼尼松而非地塞米松的医生建议如下：如果认为在院前给药（例如在长时间的转运过程中）可能对治疗有益，但是身边没有地塞米松，可以口服泼尼松龙 2mg/kg，最大剂量为 40mg。

- 如果儿童出现进行性严重呼吸衰竭的症状，可以给予雾化吸入肾上腺素，症状可能在 2h 内得到明显缓解。通过雾化吸入装置给予 0.4mL/kg 的 1∶1 000 肾上腺素溶液（最大剂量为 5mL），如果需要，间隔 30min 重复一次。

2.2.2 异 物

如果儿童意识清醒，不要强行取出异物，因为部分梗阻随时可能变成完全梗阻（见第 7 章第 5 节）。

3 呼吸相关问题

呼吸相关问题总结	
影响肺部的疾病	哮喘
	病毒感染引起的哮鸣音
	毛细支气管炎
	肺炎
	肺水肿
肺部相关疾病	气胸
	脓胸
	血胸
	肋骨骨折
呼吸肌疾病	神经肌肉疾病
膈肌以下的疾病	腹膜炎
	腹胀（胃胀气、肠梗阻）
呼吸动力增加	代谢性酸中毒（如糖尿病酮症酸中毒）
	休克
	中毒
	焦虑 / 过度换气
呼吸动力降低	昏迷
	惊厥
	颅内压增高
	中毒

很多原因可能导致儿童呼吸困难，呼吸道疾病是儿童疾病最常见的发病原因，也是普通社区全科医生最常见的儿童疾病病因，占急性住院人数的 40%。但是仍然有呼吸道疾病以外可能导致呼吸困难的疾病，如心脏疾病、中毒和电解质紊乱。

3.1　毛细支气管炎

婴儿期毛细支气管炎的发病率约为 10%，其中每年有 2%~3% 的患儿需要入院接受治疗，90% 的患儿发病年龄在 1~9 个月，1 岁以上的患儿较少见。呼吸道合胞病毒是主要病原体，占总病例数的 60%~70%，其余病例由其他呼吸道病毒引起，如副流感病毒、流感病毒和腺病毒。

发热和流清涕会先于干咳出现，随后出现呼吸困难，喘息通常伴随出现，但并非总是存在。喂养困难与呼吸困难加重相关，可能导致摄入不足和脱水，这通常是住院的原因，其他住院因素包括缺氧或呼吸窘迫。反复呼吸暂停是一种严重且可能致命的并发症，尤其多见于早产儿。

3.1.1　寻找病因

儿童毛细支气管炎症状	
呼吸急促	呼吸频率为 50~100/min
三凹征	肋下、肋间凹陷
咳嗽	刺激性咳嗽、干咳
胸部过度充气	胸骨突出、肝淤血
心动过速	心率为 140~200/min
湿啰音	吸气末可闻及
哮鸣音	高调的呼吸音，呼气 > 吸气
肤色	发绀或苍白
呼吸模式	呼吸不规则 / 反复呼吸暂停

3.1.2　处理措施

评估 ABC

● 确保气道畅通无阻。使用 Yankauer 吸引导管清理鼻腔，可以帮助清理鼻腔及鼻咽部分泌物，明显缓解婴儿的呼吸窘迫症状。

● 通过带有气囊的面罩给予高浓度吸氧，保持血氧饱和度 > 94%。

● 监测呼吸暂停 / 肺通气不足，尤其是 <2 个月的婴儿。

　—血氧饱和度（SpO_2）。

　—呼吸频率 / 有无呼吸暂停。

● 支气管扩张剂、类固醇激素和抗生素未被证实有效。

3.2 哮 喘

超过 110 万名英国儿童患有哮喘，每 8min 就有一名由于哮喘发作送医的儿童，英国每天有 185 名儿童因哮喘发作住院治疗。

3.2.1 寻找病因

评估哮喘急性发作的严重程度可能很困难，而且哮喘的临床症状与气道梗阻的严重程度无明显相关性，一部分急性重度哮喘患儿并没有明显的临床表现，重度哮喘的婴幼儿尤其难以诊断。

与更严重或危及生命的气道梗阻相关的病史特点包括：

- 临床症状持续时间长和频繁夜醒。
- 本阶段治疗效果不佳。
- 既往有严重哮喘发作病史，包括使用静脉治疗，以及需要入住重症监护病房的患儿。

在最严重的情况下可以通过两个特征性的列表来评估最危重哮喘儿童的症状。这些可能是严重且威胁生命的哮喘（表 5.2）。

表 5.2 儿童中度哮喘、急性重症哮喘和哮喘危象的特点

中度哮喘	急性重症哮喘	哮喘危象
血氧饱和度（SpO$_2$）≥ 92%	气短、难以进食或说话	呼吸衰竭 呼吸做功弱
无严重或危及生命的发作	吸气凹陷 / 利用辅助呼吸肌做功	寂静肺
峰值流量 >50% 的最佳预测值	呼吸频率： >30/min（>5 岁） >50/min（2~5 岁）	空气血氧饱和度 <92% / 发绀 峰值流量 <33% 的最佳 / 预测值 低血压
	心率： >120/min（>5 岁） >130/min（2~5 岁）	反应差 / 烦躁
	峰值流量为 33%~50% 的最佳 / 预测值	考虑是否为过敏反应

复苏后，在进行任何形式的急性哮喘特异性治疗之前，必须准确评估儿童病情的严重程度。应定期记录下列临床症状，如每间隔 30min 或每剂支气管扩张剂使用前后记录下列指标：

- 心率。
- 呼吸频率和呼吸困难程度。
- 辅助呼吸肌的参与。
- 躁动程度和意识水平。
- SpO$_2$。

- 峰值流量，但仅适用于未出现烦躁的 6 岁以上儿童。

对于 SpO_2<92% 的儿童，在初始支气管扩张剂治疗后，可能需要更深入的住院治疗。

3.2.2 处理措施

不同年龄儿童哮喘的管理见图 5.2。

A.2~5 岁的儿童

评估哮喘严重程度		
中度哮喘 · SpO_2 ≥ 92% · 能够平静说话 · 心率 ≤ 140/min · 呼吸 ≤ 40/min	**重症哮喘** · SpO_2<92%， · 说话气喘吁吁 · 心率 > 140/min · 呼吸 > 40/min · 使用颈部肌肉辅助呼吸	**致命性哮喘** SpO_2<92% 及以下任何 1 项： · 寂静肺 · 呼吸困难 · 情绪激动 · 意识改变 · 发绀
· 通过储雾器和面罩吸入 $β_2$ 受体激动剂 2~10 喷（一次潮气呼吸喷吸一次） · 根据反应，每 30~60s 喷吸一次 $β_2$ 受体激动剂，共 10 喷 · 考虑可溶性泼尼松龙 20mg	· 面罩吸氧 · $β_2$ 受体激动剂 10 喷或雾化吸入沙丁胺醇 2.5mg · 可溶性泼尼松龙 20mg 使用 $β_2$ 受体激动剂后 15min，评估治疗反应	· 面罩吸氧 · 每 20min 雾化一次 —沙丁胺醇 2.5mg + —异丙托溴铵 0.25mg · 可溶性泼尼松龙 20mg 或静脉注射氢化可的松 50mg
反应不佳，安排入院	重复吸入 $β_2$ 受体激动剂反应不佳，安排入院	氧驱动雾化器重复吸入 $β_2$ 受体激动剂仍反应不佳，立即入院

反应良好 · 根据需要，通过储雾器或喷雾器继续吸入 $β_2$ 受体激动剂，但不超过 4h · 若症状未得到控制，重复吸入 $β_2$ 受体激动剂并考虑入院 · 继续给予泼尼松龙，持续 3d · 安排门诊随访	**反应不佳** · 与患儿待在一起直到救护车到达 · 发送书面评估和具体建议 · 在救护车上用氧驱动雾化器重复吸入 $β_2$ 受体激动剂

入院的最低条件： · 下午或晚上发作 · 近期住院或既往重症发作 · 关注社交环境或在家应对的能力	**注意：**如果患儿有不同类别的体征和症状，一定要根据最严重的特征来治疗！

图 5.2 儿童急性哮喘的一般管理。A.2~5 岁的儿童。B. 年龄 >5 岁的儿童 [英国胸科学会、苏格兰校际指南网络、英国哮喘管理指南。摘自 Thorax, 2014, 69（Suppl. 1）:1–192. Epub 2014 Oct 16. 经 BMJ 出版公司许可]

B. 年龄 >5 岁的儿童

评估哮喘严重程度		
中度哮喘 · $SpO_2 \geqslant 92\%$ · PEF ≥ 50% 的最佳/预计值 · 能够平静说话 · 心率 ≤ 125/min · 呼吸 ≤ 30/min	**重症哮喘** · $SpO_2 < 92\%$ · 呼气峰流量（PEF）33%~50% 的最佳/预计值 · 说话气喘吁吁 · 心率 > 125/min · 呼吸 > 30/min · 使用辅助颈部肌肉	**致命性哮喘** $SpO_2 < 92\%$ 及以下任何 1 项： · PEF<33%的最佳/预计值 · 寂静肺 · 呼吸困难 · 情绪激动 · 意识改变 · 发绀
· 通过储雾器和面罩吸入 β_2 受体激动剂 2~10 喷（一次潮气呼吸喷吸一次） · 根据反应，每 30~60s 喷吸一次 β_2 受体激动剂，共 10 喷 · 考虑可溶性强的松龙 30~40mg	· 面罩吸氧 · β_2 受体激动剂 10 喷或雾化吸入沙丁胺醇 5mg · 可溶性泼尼松龙 30~40mg	· 面罩吸氧 · 每 20min 雾化一次 　—沙丁胺醇 5mg 　+ 　—异丙托溴铵 0.25mg · 可溶性泼尼松龙 30~40mg 或静脉注射氢化可的松 100mg
	使用 β_2 受体激动剂后 15min，评估治疗反应	
反应不佳，安排入院	重复吸入 β_2 受体激动剂反应不佳，安排入院	氧驱动雾化器重复吸入 β_2 受体激动剂仍反应不佳，立即入院
反应良好 · 根据需要，通过储雾器或喷雾器继续吸入 β_2 受体激动剂，但不超过 4h · 若症状未控制，重复吸入 β_2 受体激动剂并考虑入院 · 继续给予泼尼松龙，持续 3d · 安排门诊随访	**反应不佳** · 与患儿待在一起直到救护车到达 · 发送书面评估和具体建议 · 在救护车上用氧驱动雾化器重复吸入 β_2 受体激动剂	
入院的最低条件： · 下午或晚上发作 · 近期住院或既往重症发作 · 关注社交环境或在家应对的能力	**注意：** 如果患儿有不同类别的体征和症状，一定要根据最严重的特征来治疗！	

（续）图 5.2

评估 ABC

- 使用带储气囊的面罩提供高流量氧气。
- 连接脉搏血氧仪，始终保持 $SpO_2 > 92\%$。
- 给予 β_2 受体激动剂，如沙丁胺醇。

　　—对于轻至中度哮喘患儿维持 $SpO_2 > 92\%$，根据需要通过口含或紧密贴合面罩的

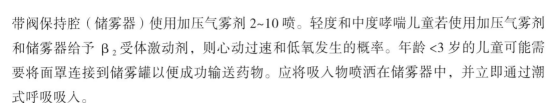

带阀保持腔（储雾器）使用加压气雾剂 2~10 喷。轻度和中度哮喘儿童若使用加压气雾剂和储雾器给予 β₂ 受体激动剂，则心动过速和低氧发生的概率。年龄 <3 岁的儿童可能需要将面罩连接到储雾罐以便成功输送药物。应将吸入物喷洒在储雾器中，并立即通过潮式呼吸吸入。

——对于患有严重哮喘的儿童，立即给予 10 喷沙丁胺醇或雾化吸入 2.5~5mg 沙丁胺醇。

——对于致死性哮喘或需要氧气时，使用氧气雾化吸入沙丁胺醇 2.5mg（年龄 <5 岁）或 5mg（年龄 >5 岁）（联合异丙托溴铵），4~6L/min 的氧流量可提供足够小的粒径。也可以使用更高的氧流量，但是可能会在面罩中丢失更多的雾化药物。

——口服泼尼松龙 1~2mg/kg（最多 40mg），如果发生呕吐，可静脉注射氢化可的松 4mg/kg（最多 200mg）。

- 如果儿童发生呕吐并因气管插管而感到痛苦，可考虑入院后接受类固醇治疗。

- 患有严重哮喘的患儿如果雾化吸入沙丁胺醇后呼吸不能改善，在同一雾化器中可加入异丙托溴铵 250μg。开始时每 20~30min 进行一次，症状改善时减少剂量。对于严重哮喘，应持续雾化吸入沙丁胺醇，因为间断使用会导致症状反弹。

- 如果吸入沙丁胺醇和异丙托溴铵后，儿童的病情继续恶化，应考虑过敏反应。请使用肾上腺素治疗过敏反应。如果儿童没有吸氧，切勿使用肾上腺素，因其会增加通气 - 灌注不匹配的发生概率。

4 休 克

休克是由急性循环功能障碍引起的，主要原因是输送到组织的营养素，特别是氧气不足，且组织废物清除不充分。除了基础疾病之外，不同器官系统成熟的年龄依赖性和身体防御机制决定了个体对休克的反应。

休克是一种渐进状态，分阶段进展。虽然是人为划分的，但是很实用，因为每一个阶段都有其特征性的临床表现和结局。

4.1 休克的分期

4.1.1 休克代偿期

在休克早期阶段，生理代偿机制维持着重要器官（如脑和心脏）的灌注。

4.1.2 休克失代偿期

如果休克早期未被发现或未经治疗，则会进一步发展，代偿机制不能维持系统循环。组织器官灌注不足，不能再维持有氧代谢，相对低效的无氧代谢成为其能量的主要来源。在此阶段，通过正确的复苏可以逆转休克的影响。

4.1.3 休克不可逆转期

如果休克继续不经治疗，则会进展到不可逆阶段，即使心血管功能恢复到足够的水平，细胞损伤也不能逆转。也就是说，即使纠正了血流动力学状况，也会发生多器官衰竭和死亡。

下面列出了不同类型的休克。

休克的类型	
低血容量性休克	大出血
	胃肠道（GI）液体丢失
	"第三间隙"胃肠道梗阻、肠套叠、肠扭转
	烧伤
分布性休克	脓毒症
	过敏反应
	血管舒张药
心源性休克	脊髓损伤
	心律失常
	心肌病
梗阻性休克	心力衰竭（心肌病、心肌炎）
	瓣膜病
	先天性心脏病（缩窄、主动脉狭窄）
游离性休克	张力性／血气胸
	心脏压塞
	肺栓塞
	重度贫血
	中毒，例如氰化物中毒
	高铁血红蛋白血症

4.2 寻找病因

执行标准化的 <C> ABCDE 评估，以识别和治疗危及生命的情况。记住要充分暴露患儿的身体，以显示出与脑膜炎链球菌脓毒症或过敏反应相关的皮疹。

4.3 处理措施（图5.3）

- 保持气道通畅。
- 所有休克患儿应该使用带储气囊的面罩吸入高流量氧气。
- 根据需要给予呼吸支持。
- 建立有效的外周静脉通路。如果无法快速实现，可建立骨髓腔通路，对所有存在休克体征的患儿给予10mL/kg晶体液快速推注，重新评估并重复实施，创伤和糖尿病酮症酸中毒时的晶体液浓度为5mL/kg。
- 检测血糖水平，如果血糖低，应及时纠正。

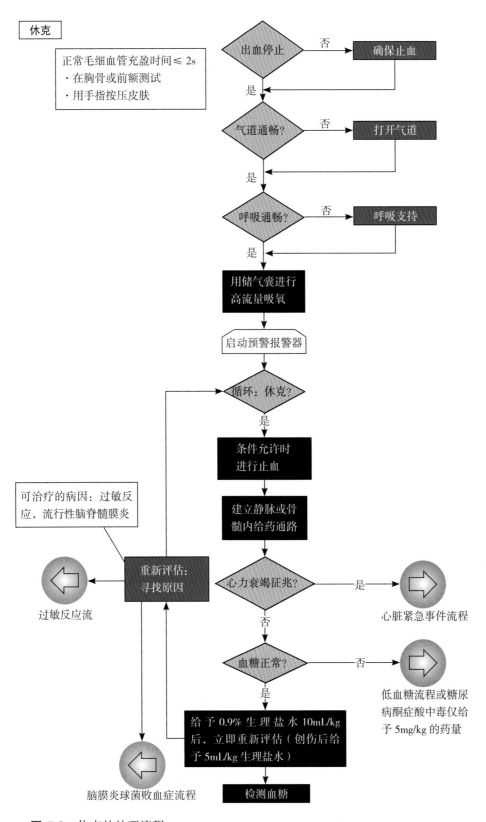

休克

正常毛细血管充盈时间 ≤ 2s
· 在胸骨或前额测试
· 用手指按压皮肤

出血停止 —否→ 确保止血
是↓

气道通畅？ —否→ 打开气道
是↓

呼吸通畅？ —否→ 呼吸支持
是↓

用储气囊进行
高流量吸氧

启动预警报警器

循环：休克？
是↓

条件允许时
进行止血

建立静脉或骨
髓内给药通路

可治疗的病因：过敏反
应，流行性脑脊髓膜炎

重新评估：
寻找原因

过敏反应流

心力衰竭征兆？ —是→ 心脏紧急事件流程
否↓

血糖正常？ —否→ 低血糖流程或糖尿
病酮症酸中毒仅给
予 5mg/kg 的药量
是↓

给予 0.9% 生 理 盐 水 10mL/kg
后，立即重新评估（创伤后给
予 5mL/kg 生理盐水）

脑膜炎球菌败血症流程

检测血糖

图 5.3 休克的处理流程

- 治疗根本原因。如果不清楚，可经验性使用抗生素治疗。
- 重新评估 < C >ABCDE，并根据需要重复输液以改善循环。

4.4 休克的类型

4.4.1 过敏性休克

过敏反应是一种潜在的、威胁生命的症状，由摄入、吸入或局部物质的免疫反应介导，可能会出现休克/呼吸窘迫。

寻找病因

表 5.3 列出了过敏性休克的症状和体征。

表 5.3 过敏及过敏反应的症状和体征

类型	症状	体征
过敏反应	口烧灼感，唇痒，口咽喉痛，咳嗽，热感，恶心，腹痛，腹泻，发汗	荨麻疹，血管性水肿，结膜炎
速发型过敏反应	呼吸困难，呼吸急促，发绀，躁动，精神萎靡	喘息，喘鸣，心动过速伴低血压，脉搏细弱及面色苍白，呼吸骤停或心搏骤停

处理措施（图 5.4）

过敏性休克的处理包括气道管理、肾上腺素的使用和积极的液体复苏。

- 通过单循环面罩进行高流量吸氧。
- 肌内注射肾上腺素：10μg/kg，或 150μg（<6 岁），300μg（6~12 岁）或 500μg（>12 岁）；必要时每 5min 重复一次，直至症状缓解。如果使用预装肾上腺素的自动注射器或类似物，则应给予以下剂量：<6 岁，150μg；6~12 岁，300μg。
- 雾化 1:1 000 肾上腺素溶液 3~5mL，同喉炎（当有严重喘鸣）。
- 雾化支气管舒张剂，如同哮喘。

通常采用肌内注射肾上腺素治疗过敏反应，除非心脏停搏，可通过静脉内或骨髓内途径给予肾上腺素并遵循相关的心脏停搏方案。

4.4.2 脓毒性休克

脓毒性休克的发生率随年龄的不同而变化，婴儿的发生率最高且具有很高的死亡率。脓毒性休克是多种因素共同作用的结果，包括：①低血容量（发热，常伴随腹泻、呕吐和厌食，以及毛细血管通透性改变导致的毛细血管渗漏）；②心源性因素（由低血容量引起的心脏功能障碍和感染物直接产生心肌抑制因子，引起宿主炎症反应）；③分布因素（血管张力改变，在某些血管床中血管收缩，而其他部位的血管舒张）；④其他因素（存在非特异性败血症引起的线粒体功能障碍，从而损害细胞的氧利用）。脓毒性休克的定义为脓毒症合并心血管功能障碍。

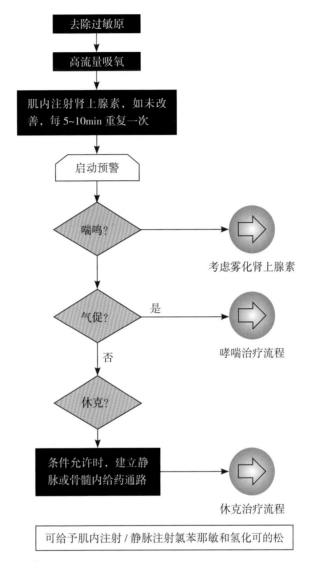

图 5.4　过敏反应的处理流程

寻找病因

　　脑膜炎球菌败血症患儿的一个标志性体征是皮肤瘀斑。起初患儿可能无皮疹，或者被误诊为相对无害的病毒疹，如紫癜，因此应仔细寻找患儿有无紫癜。在大约 15% 的脑膜炎球菌败血症患儿中，变白的红斑疹替代或先于紫癜出现，7% 的患儿甚至不出现皮疹。中毒性休克综合征最初的临床症状包括高热、头痛、困倦、结膜 / 黏膜充血（红）、猩红热样皮疹、皮下水肿、呕吐和水样腹泻。

处理措施

　　应重新评估 ABC 和给予支持治疗。脑膜炎球菌败血症的处理流程见图 5.5。

- 给氧，维持 $SpO_2>95\%$。

- 如果需要，进一步补充液体，按 10ml/kg 输注 0.9% 生理盐水。

- 使用抗生素，对于脑膜炎球菌败血症，仍建议院外使用氨苄青霉素。

如果有头孢噻肟，可以经静脉或骨髓腔内通路给药。除了早产新生儿（校正胎龄 < 41 周）或出生不足 1 个月的新生儿，也可以使用头孢曲松。

- 立即安排后续的紧急护理 / 转运。

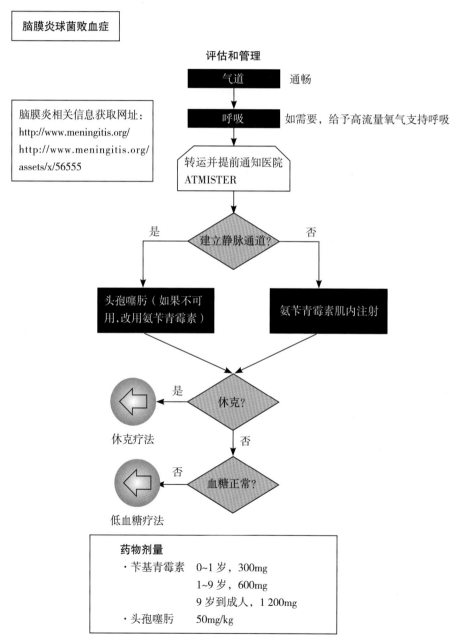

图 5.5 脑膜炎球菌败血症的处理流程

- 监测格拉斯哥昏迷评分（GCS）——许多感染脑膜炎球菌的患儿都伴有脑膜炎。
- 如果有颅内压（ICP）升高的迹象，护士应将患儿的头沿中线抬高 30°，长期护理需确保维持正常的血糖和血压水平。

5 昏 迷

儿童的意识水平可能因疾病、伤害或中毒而改变。由于昏迷程度的表述方式多样，儿童格拉斯哥昏迷量表（表 5.4）是评价意识水平的公认标准，尤其有助于医护人员之间的交流。95% 的昏迷是由代谢性损伤引起的，包括缺氧和缺血，5% 是器质性原因。

儿童昏迷的病因
- 缺氧缺血性脑损伤后呼吸或循环衰竭。
- 癫痫。
- 创伤。
- 颅内出血。
- 脑水肿。
- 脑膜炎。
- 脑炎。
- 脑和脑外脓肿。
- 疟疾。
- 中毒或药物。
- 代谢原因：肾脏/肝脏衰竭，低钠/高钠血症，低血糖，低体温，高碳酸血症，遗传性代谢疾病。
- 脑肿瘤。
- 脑积水，包括脑室分流术。

5.1 寻找病因

- 哭声异常。
- 精神状态/意识水平（最初的意识程度，后续如果时间允许，得出 GCS；表 5.4）。
- 瞳孔大小和反应。
- 姿势：正常儿童出现去大脑强直或去皮质强直状态，一般提示有颅内压增高。
- 患儿颈部强直。
- 婴儿囟门饱满。
- 注意观察痉挛：有可能很不明显。

对于颅内压增高应该有一个具体的评估标准。视盘水肿、囟门膨隆、视网膜血管无静脉搏动通常提示颅内压急性升高。

尤其要注意寻找容易处理或需紧急处理的引起颅内压增高的原因，其中最主要的 3

表 5.4 儿童格拉斯哥昏迷评分

4~15 岁		<4 岁	
反应	得分	反应	得分
睁眼程度		睁眼程度	
自发性	4 分	自发性	4 分
命令睁眼	3 分	命令睁眼	3 分
疼痛刺激睁眼	2 分	疼痛刺激睁眼	2 分
无睁眼	1 分	无睁眼	1 分
运动反应		运动反应	
按指令动作	6 分	自发或服从指令动作	6 分
对疼痛刺激进行定位	5 分	对疼痛刺激进行定位或停止疼痛刺激	5 分
对疼痛刺激的趋避反应	4 分	对疼痛刺激的趋避反应	4 分
异常屈曲（去皮质强直状态）	3 分	异常屈曲（去皮质强直状态）	3 分
异常伸展（去大脑强直状态）	2 分	异常伸展（去大脑强直状态）	2 分
无反应	1 分	无反应	1 分
语言反应		语言反应	
正常交谈	5 分	机灵，叽叽喳喳说话	5 分
言语错乱	4 分	比平时说话少，突然烦躁或开始哭泣	4 分
只能说出（不恰当的）单词	3 分	疼痛刺激时哭	3 分
只能发音	2 分	疼痛刺激时呻吟	2 分

个（出现在缺氧 / 低血压后，在评估及管理呼吸和循环的过程中处理）原因为：

- 低血糖。
- 败血症（脑膜炎球菌败血症需要立即给予抗生素）。
- 中毒，如镇静剂过量。

5.2 处理措施（图 5.6）

- 确保气道开放。
- 给予高流量氧气。
- 用带储气囊的面罩进行呼吸支持。
- 迅速建立静脉或骨髓腔通道。

治疗原则：如果病史 / 检查结果显示可能是阿片类药物过量，使用纳洛酮治疗（图 5.7）。纳洛酮的半衰期很短，20min 后通常需重复使用，请参考附录中的剂量推荐。

- 检测血糖水平——一定不要忘记检测血糖水平！

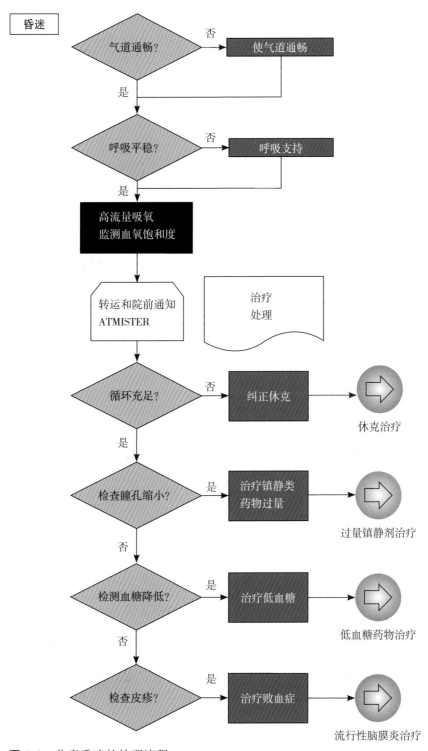

图 5.6 儿童昏迷的处理流程

- 对于怀疑脓毒症的儿童，应根据当地的指南，选择一种广谱抗生素。

- 给予有休克迹象的患儿一次 10mL/kg 的晶体液快速滴注后重新评估（怀疑高血糖 / 糖尿病酮症酸中毒或心脏原因时剂量为 5mL/kg）。

- 颅内压增高时要及时采取处理措施：

  —护士应将患儿头部沿中线抬高 30°（帮助大脑静脉回流）。

  —维持正常的血糖水平。

  —维持正常的 SpO_2。

  —维持正常的体温。

- 转运至上级医疗机构，根据儿童的病情选择合适的输注速度，避免过快输注。

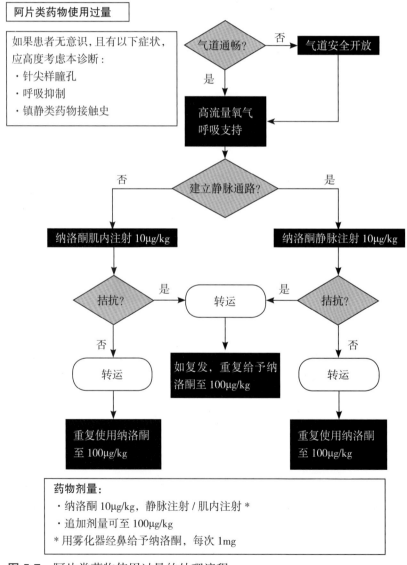

图 5.7 阿片类药物使用过量的处理流程

6 惊　厥

目前定义的惊厥持续状态为全身抽搐持续时间 ≥ 30min，或在 30min 内连续频繁抽搐，发作间歇期患儿的意识尚未恢复。虽然惊厥持续状态主要取决于其病因，但与惊厥持续时间也相关。惊厥持续的时间越长，越难以控制。一般来说，持续 5min 以上的惊厥可能不会自行缓解。因此，惊厥持续时间 ≥ 5min 者通常需要抗惊厥治疗。

1%~5% 的癫痫患儿会出现惊厥持续状态；高达 5% 的热性惊厥儿童可出现惊厥持续状态。

惊厥持续状态可危及生命，但儿童的死亡率比成人低。死亡原因可能是惊厥的并发症，如气道阻塞、缺氧、呕吐物误吸、药物过量、心律失常或其他潜在疾病。

6.1　寻找病因

6.1.1　评估 ABC

- 气道（A）。
- 呼吸（B）。
- 循环（C）。
- 重点关注的体征：

    —精神状态 / 意识水平（AVPU）。

    —瞳孔大小和反应。

    —体位：正常儿童出现去皮质或去大脑强直体位时应警惕颅内压增高，这些体位可能会被误认为惊厥的强直状态。

- 症状：

    —皮疹。如果出现皮疹，要注意鉴别是脑膜炎球菌感染的症状还是非意外伤害所致。

    —发热。发热是感染性疾病（但不发热并不代表无感染）和摇头丸、可卡因或水杨酸盐类药物中毒的重要症状。

6.1.2　处理措施（图 5.8）

- 注意惊厥的持续时间。
- 保护气道。
- 给予高流量吸氧。
- 检测血糖并治疗低血糖（2mL/kg 的 10% 葡萄糖）。
- 如果惊厥已经持续了至少 5min，口服咪达唑仑 0.5mg/kg 或直肠给予地西泮 0.5mg/kg。
- 建立静脉通路，但不要延迟转运到医院。

惊厥

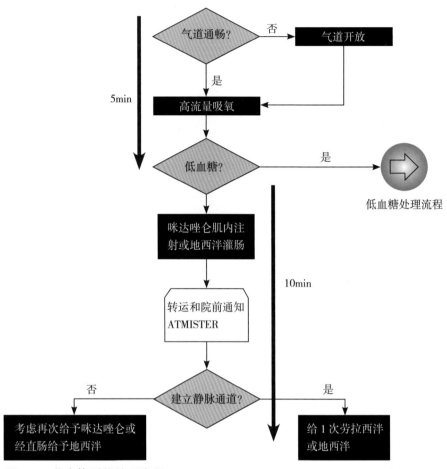

图 5.8　儿童惊厥的处理流程

- 必要时第二剂苯二氮䓬类药物可以在第一剂使用 10min 后应用，但不能因此延误入院时间。
- 准备呼吸机。

7　低血糖

儿童低血糖的原因包括：

- 在糖尿病治疗过程中胰岛素使用过量或摄入过少的碳水化合物。
- 在面对生病或外伤等生理应激时因储存的糖原不足导致低血糖，儿童年龄越小，发生可能性最大。
- 脓毒症。
- 罕见的代谢紊乱。

- 激素替代疗法。
- 一些毒物和药物（幼儿摄入酒精或 β 受体阻滞剂）会导致低血糖。

7.1 寻找病因

任何儿童出现需要建立静脉通路或意识水平改变（尤其是抽搐）的疾病，都必须检测血糖水平（血糖值 <3mmol/L 为低血糖）。一些血糖控制不佳的糖尿病患儿长期处于高血糖水平很可能出现症状性低血糖。患儿低血糖的症状与成人相同，表现为出汗、面色苍白、异常行为、攻击性、嗜睡、抽搐等。

7.2 处理措施（图 5.9）

如上所述检测血糖，如果有疑问或无法检测，则先按低血糖治疗安全性更高（血糖水平 <3mmol/L）。

- 如果患儿有意识，可以口服碳水化合物。
- 如果无法经口摄入碳水化合物，应给予 2mL/kg 的 10% 葡萄糖溶液静脉注射。必须监测血糖水平，必要时应重复静脉注射葡萄糖。
- 胰高血糖素对于非糖尿病儿童基本无效。

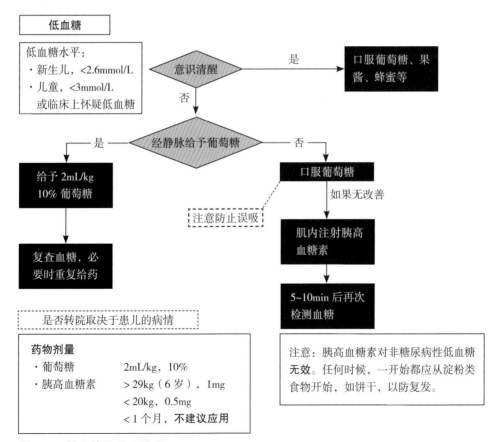

图 5.9 低血糖的处理流程

51

8 高血糖

高血糖通常是由已知或新发的糖尿病引起，在严重的生理应激下（如抽搐）会出现血糖升高，这种情况可以不处理，随机血糖 > 11mmol /L 提示高血糖。

8.1 寻找病因

询问糖尿病史。可能有多尿（补偿性多饮）、体重减轻和疲劳等症状。几乎所有儿童都是 1 型糖尿病（依赖于胰岛素），而不是更隐匿的 2 型糖尿病。持续的胰岛素缺乏可能引发糖尿病酮症酸中毒（diabetic ketoacidosis，DKA），相对轻微的感染有时也可引发 DKA。一旦出现 DKA，除了上述症状，患儿尿液中还会出现酮体，尿液和呼吸可能有梨子味 *（不是每个人都能闻到）。多尿患儿会脱水甚至休克，逐渐发展为昏睡，甚至昏迷，还可能出现腹痛。继发性酸中毒将导致代偿性呼吸——深呼吸（Kussmaul 呼吸）。

8.2 处理措施

如果气道（A）、呼吸（B）、循环（C）或功能障碍（D）明显受损，大多数 DKA 儿童除了需要进行谨慎的液体复苏外，无需任何院前治疗。

切记：DKA 儿童可死于脑水肿，脑水肿是不可预测的。年龄越小越容易发生，大约 25% 的脑水肿患儿会死亡，原因尚不清楚，可能是快速脱水和代谢异常导致。

如果患儿病情很严重，按以下 ABC 方案治疗：

- A（Airway）：气道，确保气道畅通，如果需要，应使用呼吸支持。

    —如果患儿意识降低，或者出现反复呕吐，当条件允许时插入鼻胃管，保持气道通畅。

- B（Breathing）：呼吸支持，经面罩给予 100% 吸氧。

- C（Circulation）：循环，建立静脉通路，监测血糖水平。

    —给予心电监测。

- 如果患儿出现休克或意识改变（脉搏细弱，外周循环差，心动过速 / 低血压），给予 5mL/kg 的 0.9% 氯化钠溶液静脉注射，如果休克症状仍然存在，可重复给予。

如果患儿的 DKA 症状很严重，应提前通知医院，不能延误转运时间。

9 心脏异常和心律失常

这类情况在儿童中很少见，大多数父母 / 儿童了解病情并有应对预案。心脏疾病通常是先天性发育异常，一些儿童会有不完全的氧合－发绀型先天性心脏病，患儿的血氧饱和度总是很低，儿童自己及其父母可能了解血氧饱和度的正常值，而且给予吸氧也不

---

*译者注：我国专业书中多描述为烂苹果味

会明显改善血氧饱和度。对于其他一些血氧饱和度不受影响的先天性心脏病患儿，如果血氧饱和度低于平均值，那么可能有同样严重的缺陷，此时则需要给予吸氧。

少数儿童会有传导系统异常，典型传导系统异常可导致反复的室上性心动过速。有些儿童偶尔会出现室性心动过速或心房颤动，他们可能存在 QT 间期延长，有猝死的可能。一些儿童可以通过筛查发现，因为这种情况往往是家族性的。他们可能出现反复性昏厥或被诊断为癫痫。心肌病也可能导致心律失常和心力衰竭。

9.1　寻找病因

倾听儿童或父母的话——这是最可靠的！

心力衰竭在院外不易诊断，有时也很难与引起呼吸困难的某些原因区分开来。患儿可能存在以下体征：

- 休克。
- 发绀，且吸氧不能纠正。
- 心动过速与呼吸困难程度不相符。
- 颈静脉压力升高。
- 奔马律（第三心音）/杂音。
- 肝脏大。
- 股动脉搏动消失。

如果儿童长期存在进食时呼吸急促、疲劳乏力，伴生长缓慢，应怀疑心脏异常。

9.2　处理措施（图 5.10~5.14）

确保气道开放，并在需要时提供高流量的氧气。

如果患儿存在呼吸障碍或嗜睡症状，应紧急送往医院，并提前通知医院做好相应的准备。

如果患儿有心律失常，但病情稳定，除了给予心电监测外，无需其他特殊院前治疗。

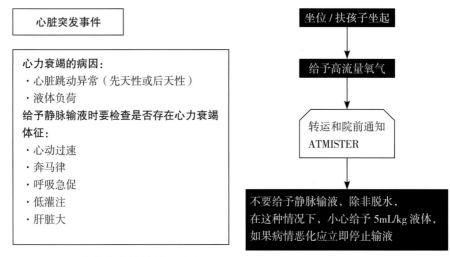

图 5.10　心脏突发事件的处理流程

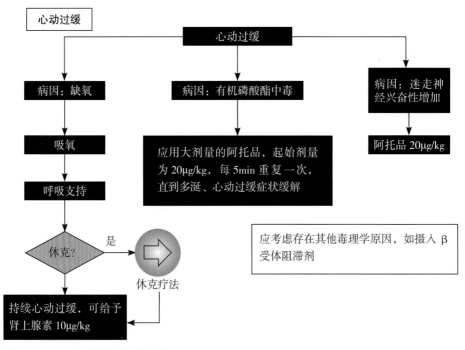

图 5.11　心动过缓的处理流程

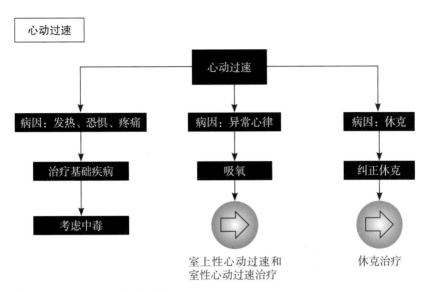

图 5.12　心动过速的处理流程

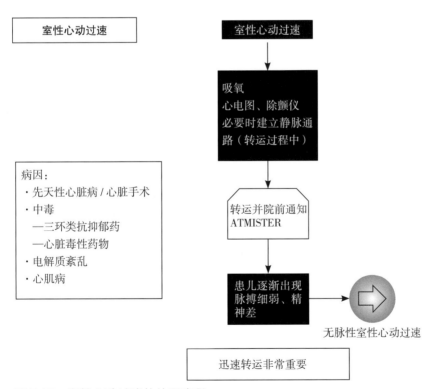

图 5.13　室性心动过速的处理流程

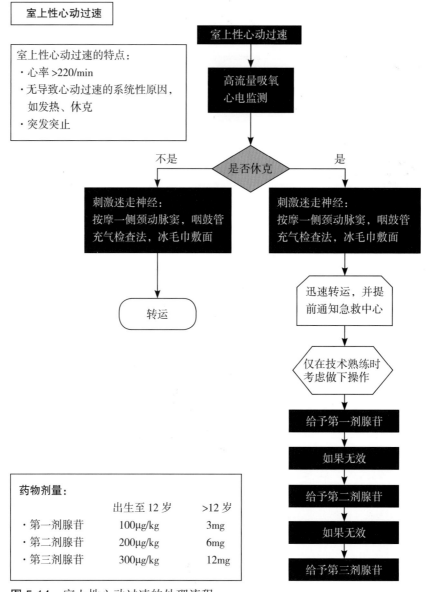

室上性心动过速

室上性心动过速的特点：
· 心率 >220/min
· 无导致心动过速的系统性原因，
  如发热、休克
· 突发突止

室上性心动过速

高流量吸氧
心电监测

是否休克

不是　　　　　　　　是

刺激迷走神经：
按摩一侧颈动脉窦，咽鼓管
充气检查法，冰毛巾敷面

刺激迷走神经：
按摩一侧颈动脉窦，咽鼓管
充气检查法，冰毛巾敷面

转运

迅速转运，并提
前通知急救中心

仅在技术熟练时
考虑做下操作

给予第一剂腺苷

如果无效

给予第二剂腺苷

如果无效

给予第三剂腺苷

药物剂量：

	出生至 12 岁	>12 岁
· 第一剂腺苷	100μg/kg	3mg
· 第二剂腺苷	200μg/kg	6mg
· 第三剂腺苷	300μg/kg	12mg

图 5.14　室上性心动过速的处理流程

第 6 章

重伤儿童的系统处理流程

学习目标

读完这一章，你能够：

▶ 了解儿童受伤的方式。

▶ 掌握受伤儿童复苏和急救的方法。

1 引 言

本章提供了一系列原则，包括如何应用系统化的处理流程对重伤儿童进行初步评估和治疗。

在评估和处理伤害之前，必须先检查儿童所在场所并确保该场所安全。医护人员所提供的医疗服务因地点不同而异，救援者应该熟悉当地的创伤救助网络所提供的服务。

紧急救治受伤儿童可能会让救援者焦虑，事实上不必过度焦虑，原因是：

* 儿童创伤评估的流程与成人相同，即 <C> ABCDE。
* 儿童创伤处置可直接借鉴成人创伤的处置经验。
* 儿童与成人遭受的创伤基本相同。
* 儿童创伤的干预方法与成人大致相同。

院前创伤环境通常很复杂，难以控制且处置环境并不理想。这种情况下做出的决定可能无法达到预期效果。

本章提出的处置原则可以按优先顺序确定和处理问题。在救治受伤儿童时，只要发现问题，应立即采取适当的复苏措施。图 6.1 和框表简单介绍了受伤儿童的院前护理流程。

Pre-Hospital Paediatric Life Support: A Practical Approach to Emergencies, Third Edition. Edited by Alan Charters, Hal Maxwell and Paul Reavley.

© 2017 John Wiley & Sons Ltd. Published 2017 by John Wiley & Sons Ltd.

受伤儿童的系统急救方案

评估现场及人员安全
- 对现场和人员的评估遵循 CACATTT 原则
- 评估救助需要的支持条件

大出血
- 识别和处理大出血
- 院前止血带
- 战地止血包
- 具有止血作用的医用敷料

气道和颈椎
- 评估气道
- 如果怀疑颈椎损伤，人工固定颈椎在中线位置
- 托起下颌
- 吸出或去除异物
- 清理口 / 鼻咽部
- 密闭送气装置
- 气管插管

呼吸
- 评估呼吸
- 辅助通气
- 胸部创伤处理

循环
- 评估循环
- 建立静脉通路或髓内通路
- 按 5mL/kg（最多 20mL/kg）输注晶体液或血液制品可以维持桡动脉（婴儿肱动脉）搏动（维持血压）
- 必要时给予氨甲环酸 15mg/kg

功能损伤
- 微小神经功能评估
- 瞳孔
- 体位
- 血糖（如血糖 <3mmol/L，给予 10% 葡萄糖溶液 2mL/kg）

暴露
- 是否脱去衣物取决于环境和温度
- 疼痛管理
- 夹板固定
- 支持治疗

院前通知和转运
- 院前通知和安全转运
- ATMISTER

图 6.1 受伤儿童的系统急救方案

受伤儿童的院前系统护理方法

· 初步评估。

· 复苏。

· 再次评估。

· 急救。

· 针对性处理。

2 评 估

重伤儿童的评估过程见第 4 章。

3 处理原则

3.1 创伤部位

受伤儿童的具体创伤部位如下。

· 气道损伤。

· 脊柱损伤。

· 骨盆损伤。

· 腹部损伤。

· 头部损伤。

· 胸部损伤。

· 烧伤或烫伤。

· 肢体创伤。

· 溺水。

3.2 血凝块保护原则

在出血性创伤中，最早形成的血凝块止血作用最强。院前评估和治疗时必须保护好已形成或即将形成的血凝块。

3.2.1 最佳处理措施

● 使用铲式担架并倾斜 20°，不能使患儿翻滚和滑动。

● 避免进行不必要的重复检查。

● 骨折固定后才能移动患儿。

3.2.2 做好包扎转运

● 固定骨折。

● 安全运输。

3.2.3 液体复苏

- 按 5mL/kg 的剂量反复输注少量等张晶体液或血液制品。
- 反复评估。
- 避免循环血量过度充盈。

3.2.4 镇 痛

良好的疼痛管理是创伤治疗最基本的要求。临床上有很多种药理学和非药理学的方法，第 12 章描述了镇痛的药物及给药途径。为更好地缓解疼痛，救援者应全面了解相关内容。

4 气道损伤

儿童气道损伤很少见。由于儿童的喉部和气管柔软易弯曲，颈部骨折的可能性比成人小。即使发生损伤，可能也没有捻发音及明显的破裂。气道损伤可以迅速引起气道梗阻，因此必须仔细评估。早期的高级气道管理必须在受过儿童气道管理训练的临床医生指导下完成。

5 脊柱损伤

儿童脊柱损伤很罕见（占儿童骨折的 0.2%），但会对他们造成严重伤害。所有重伤儿童都应该怀疑脊柱受伤。当儿童出现脊柱损伤时固定比较困难，因为采取制动措施时他们很难配合，强制制动可能对儿童造成进一步伤害。如果受伤后出现以下情况，对于能配合的儿童应考虑脊柱固定：

- 颈部疼痛。
- 颈部活动范围减小。
- 锁骨上受伤。
- 外周神经损伤。

脊柱固定不应妨碍可能需要立即采取的抢救措施。

大约 80% 的儿童脊髓损伤部位为颈椎，损伤部位通常在颈椎上 1/3。目前已经不再给儿童使用颈椎项圈。如果需要进行固定评估，那么首先应固定头颈部于直线中立位。如果患儿配合，可以使用木块和胶带。不能强制固定患儿，意识清楚的儿童可以在转移过程中保护自己的颈椎。应该用真空床垫或铲式担架运输，而不是在脊柱板上——这只针对典型患儿。所有仰卧和制动的儿童都应考虑使用止吐药（图 6.2）。

非常罕见的穿透性颈椎损伤不能固定。

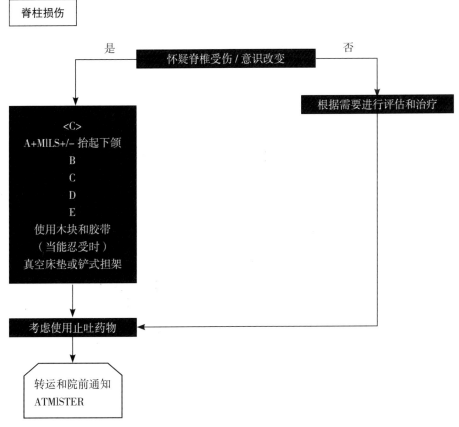

图 6.2 脊柱损伤的处理流程

6 骨盆损伤

儿童骨盆骨折的发生率约为成人的一半，但是仍然有高达 25% 的死亡率。虽然大多数骨盆骨折病情稳定，但是一旦怀疑骨盆骨折就有导致大出血可能，应该用夹板固定骨盆。注意严格执行血凝块保护原则。

有以下情况时应怀疑骨盆骨折：

- 高强度钝挫伤。
- 钝挫伤伴血流动力学不稳定。
- 直肠出血。
- 阴道出血。
- 尿道出血。
- 骨盆不对称。
- 骨盆疼痛。
- 盆腔挤压伤。

骨盆检查应仅限于视诊和轻柔触诊前髂嵴，以确定是否存在不对称，没有证据表明深入触诊骨盆环对确定骨折有积极的作用。骨盆检查应该只进行一次。

7　腹部损伤

钝挫伤是儿童腹部损伤的主要原因。大部分是由于道路交通事故，其中娱乐活动中发生最多。通常需要详细的院前损伤病史来确认腹腔内部可能的损伤程度，受伤过程的详细病史有助于诊断。在道路交通碰撞事故中，快速减速可导致腹部挤压伤，如实体器官撕裂伤和包括十二指肠撕裂在内的减速伤。直接打击，比如殴打或者自行车车把对腹腔脏器的冲撞会伤害到相应部位的脏器。肝脏和脾脏因为缺乏保护，最容易受损伤。

有很多因素会增加儿童腹部损伤的概率：

- 薄而少的腹壁肌肉不能提供更好的保护。
- 缺少胸廓的保护。
- 缺少盆腔保护。
- 腹腔内脂肪含量少。

腹内出血不能采用压迫止血的方式，但儿童很少需要开腹手术控制出血。遵守血凝块的保护原则至关重要，尤其注意不要让患儿过量饮水。转移到创伤中心后应尽快开展治疗（图6.3）。

8　头部外伤

英国儿童最常见的创伤性死亡原因是头部外伤，道路交通事故是除了婴儿期外最常见的非意外伤害。步行的儿童是最容易受到伤害，其次是骑自行车，再次是乘坐汽车。跌倒是造成头部致命性伤害的第二大常见原因。

单纯的头部创伤应根据当地的情况进行转运。如果患儿病情稳定，最好转移到最近的儿童神经外科治疗中心。如果患儿病情不稳定或不太可能保持稳定，应将其送至最近的具有复苏和危重症监护设施的医疗机构。在英国，儿童会根据区域创伤处理网络的要求进行转运。

8.1　病理生理学

脑损伤可分为原发性损伤和继发性损伤。原发性脑损伤在损伤发生时是无法逆转的，如出血、挫裂伤和弥漫性轴索损伤（diffuse axonal injury, DAI）。

继发性脑损伤可能源于大脑损伤的继发性效应，或是由于大脑损伤所带来的相应的创伤和应激。原因包括：

- 缺氧。
- 高碳酸血症。

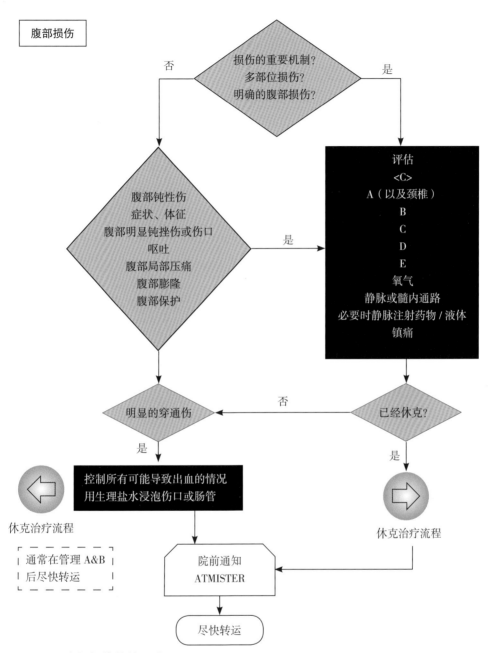

图 6.3 腹部损伤的处理流程

- 继发于颅内压增高或低血压导致的脑灌注不足。
- 低血糖。
- 低体温或高热。
- 抽搐。

这些症状可以通过以下早期干预来预防或减轻：

- 保持适当的通风和氧合。

● 保持灌注。

● 维持正常血糖水平。

早期急救护理支持应考虑进行院前镇痛。尽可能避免患儿颈部受压，并使其头部沿中线抬高 30°（图 6.4）。

8.2　颅内压增高

儿童 12~18 个月时颅缝闭合，颅腔和成人一样体积固定。脑水肿或血肿可增加颅腔体积，但最初有代偿机制，如脑脊液（CSF）和静脉血池容量的减少。当这些代偿机制失效时，颅腔体积增加会导致颅内压迅速上升，从而导致动脉血流入的压力梯度增加，随后导致脑灌注压下降：

脑灌注压 = 全身平均血压 − 平均颅内压

随着脑灌注压下降，继发于缺血的进一步损伤将导致更多的水肿。该循环若继续进行甚至会进一步升高颅内压并减少灌注。如果不控制，会导致小脑幕切迹疝、锥体系统损伤和死亡，临床表现为心动过缓、收缩压升高、脉压差增大和不规则的深呼吸。如果未能及时纠正，将导致死亡。继发于血肿形成的单侧颅内压增高会引起同侧小脑幕切迹疝。随着颅内压的升高，第Ⅲ对脑神经将被挤压，副交感神经收缩肌功能丧失，导致同侧瞳孔放大，通常被称为"盛开的瞳孔"。如果受伤儿童有任何颅内压增高迹象，可考虑静脉输注高渗液，但必须在专家建议下进行。可以给予如下高渗液：

● 20% 甘露醇溶液 1.25~2.5mL/kg。

● 3% 氯化钠溶液 1~2mL/kg。

儿童时期的颅内压增高最常见于颅脑损伤后继发的脑水肿。当然，也可能会进展到需要手术治疗的硬膜外、硬膜下或大脑内出血。

应根据颅内压增高的病因来确定治疗目的，是预防继发性损伤还是消除病因（手术干预）。

需要特别注意头部受伤的婴儿。由于颅缝未闭合，婴儿的颅内容积更容易增加。因此在神经系统体征或症状出现之前，可能会出现大的硬膜外或硬膜下出血，前囟隆起可提示颅内压增高。婴儿颅内出血可伴有低血容量症状。

如果头部受伤的患儿出现休克，则需要考虑头皮或其他部位是否存在出血。婴儿的头皮血管可能会大量出血，最终引起休克。

不同年龄段儿童的格拉斯哥昏迷评分（GCS）见第 5 章表 5.4。

9　胸部损伤

在控制大出血和行气道管理之后，儿童心肺复苏的下一步是对呼吸的评估。胸部创

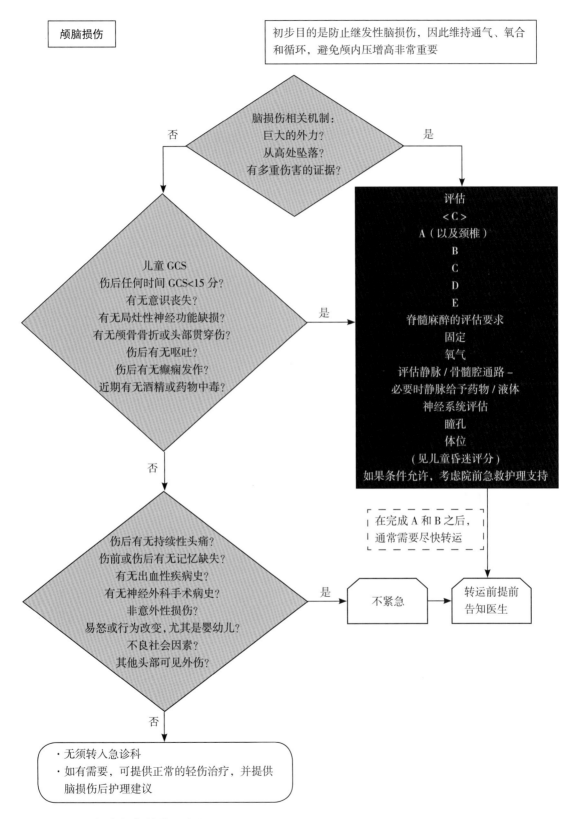

颅脑损伤

初步目的是防止继发性脑损伤，因此维持通气、氧合和循环，避免颅内压增高非常重要

脑损伤相关机制：
巨大的外力？
从高处坠落？
有多重伤害的证据？

否　　　　　　　　　　是

儿童 GCS
伤后任何时间 GCS<15 分？
有无意识丧失？
有无局灶性神经功能缺损？
有无颅骨骨折或头部贯穿伤？
伤后有无呕吐？
伤后有无癫痫发作？
近期有无酒精或药物中毒？

是

评估
<C>
A（以及颈椎）
B
C
D
E
脊髓麻醉的评估要求
固定
氧气
评估静脉 / 骨髓腔通路 –
必要时静脉给予药物 / 液体
神经系统评估
瞳孔
体位
（见儿童昏迷评分）
如果条件允许，考虑院前急救护理支持

在完成 A 和 B 之后，
通常需要尽快转运

否

伤后有无持续性头痛？
伤前或伤后有无记忆缺失？
有无出血性疾病史？
有无神经外科手术病史？
非意外性损伤？
易怒或行为改变，尤其是婴幼儿？
不良社会因素？
其他头部可见外伤？

是　　　不紧急　　　转运前提前
告知医生

否

· 无须转入急诊科
· 如有需要，可提供正常的轻伤治疗，并提供
脑损伤后护理建议

图 6.4　颅脑损伤的处理流程

伤是儿童第二大死亡原因，占重大创伤死亡的 20%~30%，所有遭受严重创伤的儿童都必须考虑胸部损伤，有些创伤可能会危及生命，需要在初步评估和复苏期间立即开始治疗，另一些则可能在二次评估中发现。表 6.1 详细列出了不同类型胸部损伤的相关体征，图 6.5 概述了儿童胸部损伤的处理措施。

胸部损伤儿童大多存在其他相关的损伤，多部位受伤的儿童很可能有明显的胸腔内创伤，危及呼吸，并需要立即治疗。第 7 章将讨论在院前环境下儿童创伤性心肺呼吸骤停的管理。

一旦发现胸部损伤的可能表现，必须立即采取措施。由于儿童胸壁柔软，大量的动能可能通过胸壁传递，导致严重的胸内损伤，而身体外部损伤常常很不明显。

由于儿童纵隔内脏器的活动性强，继发于张力性气胸的循环衰竭可能比成人发展得更快。

表 6.1 胸部损伤的相关体征

张力性气胸	呼吸困难和缺氧
	休克
	受伤一侧的吸气量减少/呼吸音减弱
	叩诊呈鼓音
	颈静脉怒张
	气管偏移至健侧（晚期征兆）
血气胸	呼吸窘迫
	休克
	受伤一侧的吸气量减少/呼吸音减弱
	受伤一侧的呼吸幅度减低
	叩诊呈浊音
开放性气胸	胸部穿通伤
	呼吸困难和缺氧
	受伤一侧的呼吸幅度减低
	受伤一侧的吸气量减少
连枷胸	呼吸困难和缺氧
	有"捻发音"的胸壁反常运动
心脏压塞	严重休克
	颈静脉怒张

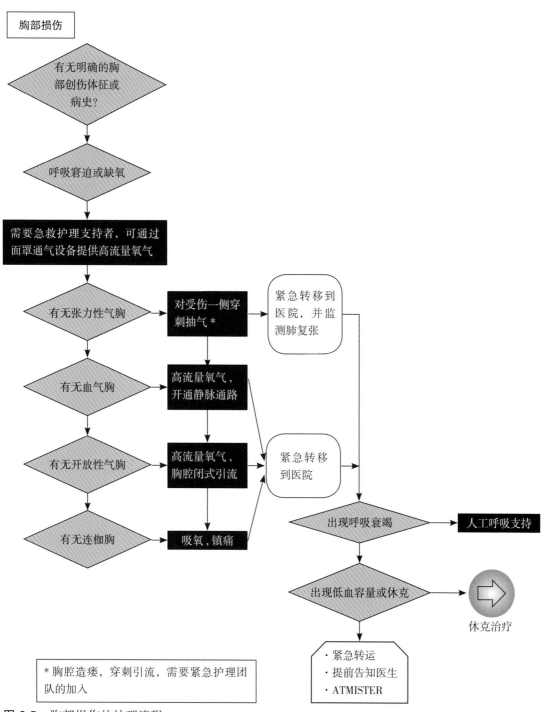

图 6.5 胸部损伤的处理流程

10 烧伤/烫伤

烧伤在儿童中非常常见。烧伤一般不太可能引起急性低血容量血症。最重要的是要考虑到，其他创伤可能伴随烧伤。烧伤的原因中最常见的是热力，但也可能是化学、电气或辐射。

两个主要因素决定了热烧伤的严重程度——温度和接触时间。细胞破坏所需的时间随温度的升高呈指数下降。例如，在 44℃时，必须持续接触 6h；在 54℃时则需要 30s；而在 70℃时表皮损伤只需要 1s。

温度和接触时间之间的关系构成了不同类型烧伤的不同损伤模式。烫伤一般是指接触温度低于沸点的水少于 4s。温度较高的液体（如热脂）或无法立即脱离接触的儿童（如婴幼儿和残疾人）容易发生更严重的伤害。火焰灼伤可能因为高温和长时间接触，导致最严重的伤害。必须再次强调，吸入烟雾是烧伤后第 1h 内最常见的死亡原因。因此，与其他类型的损伤相同，应重点关注气道和呼吸。

对于所有烧伤类型，急救都是非常重要的。热灼伤应尽快用流动的自来水冲洗冷却 20min，注意避免体温过低。化学烧伤应充分冲洗，也需避免体温过低。冷却后应脱下儿童的湿衣服或装饰，然后用透明薄膜覆盖烧伤部分，但不能包裹周边（图 6.6）。

可使用儿科专用烧伤图表评估烧伤程度（图 6.7）。烧伤面积百分比包括局部和深部烧伤，但不包括浅表烧伤或红斑。

有些儿童烧伤需要转送到烧伤中心进行处理，转送标准包括：

- 所有烧伤超过体表面积的 1%（儿童掌心的大小）。
- 周围烧伤。
- 烧伤累及面部、手部、会阴部或胸部。
- 存在烟雾或气体。
- 电气、化学或辐射灼伤。
- 新生儿烧伤。
- 在有安全隐患的地方烧伤。

10.1 烧伤补液

如果儿童烧伤后出现休克，应立即开始补液复苏。切记，烧伤患儿也可能伴随其他伤害，导致血容量降低。

当儿童烧伤面积超过体表面积的 15% 时应尽快补液。第 1h 内输入液体可以降低死亡率，如果转运到医院的时间需要 1h 以上，应在院前就开始输液。补液量计算公式如下：

$$烧伤面积（\%）× 体重（kg）× 3=24h 液体量（mL）$$

应在烧伤后的前 8h 内给予一半液体量。

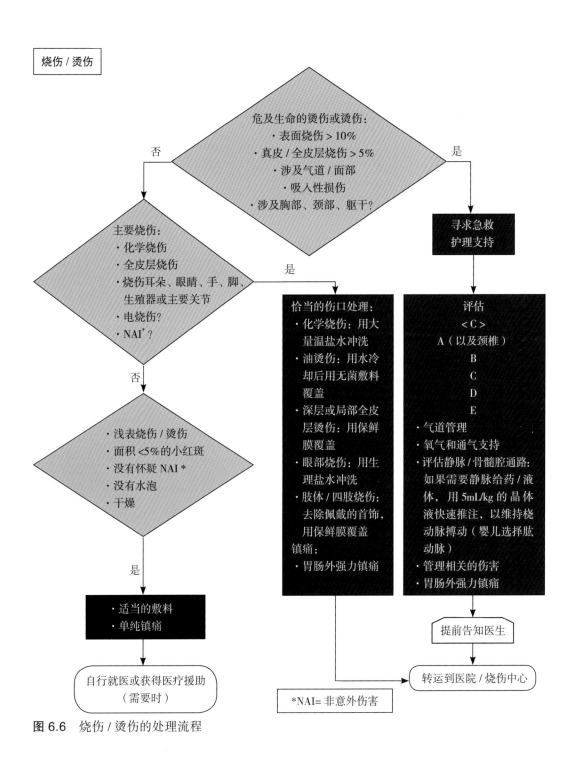

图 6.6　烧伤 / 烫伤的处理流程

吸入性损伤的指征
· 有局限空间内烟雾暴露史
· 口鼻周围有沉积物
· 碳质痰
· 声音改变
· 震颤
· 口腔 / 咽部烧伤

应立即紧急送往医院。
应立即给予紧急护理支持，包括气管插管。

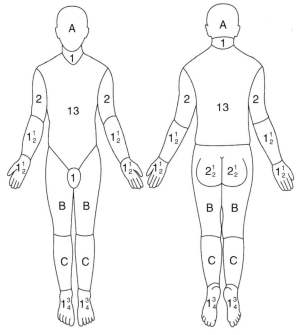

指示区域	体表面积（%）				
	0	1 岁	5 岁	10 岁	15 岁
A	9.5	8.5	6.5	5.5	4.5
B	2.75	3.25	4.0	4.5	4.5
C	2.5	2.5	2.75	3.0	3.25

图 6.7 不同年龄儿童体表面积（%）的差异和吸入性损伤的指标（来源：经 Elsevier 公司许可，摘自 Artz, 1969.）

10.2　烧伤镇痛

烧伤通常会引起剧烈疼痛，早期良好的镇痛对于病情控制和评估非常重要。口服镇痛药可能效果欠佳，静脉通路不容易建立，而且一般不推荐骨髓内通路（除非患儿病情危重必须如此）。在这种情况下，鼻腔吸入二醋吗啡或肌内注射氯胺酮（注意休克患儿的延迟吸收）是缓解疼痛的良好途径（见第 12 章）。

11　肢体创伤

对于多重创伤儿童，肢体创伤严重到危及生命的情况并不常见。在评估和管理骨骼创伤之前，识别和处理危及生命的创伤非常重要。

成熟和未成熟骨骼之间的差异会影响初始治疗和最终结果，使用成人骨骼损伤的处理原则处理儿童损伤会导致诊断和治疗错误。儿童骨骼不如成年人稳定，发育中的骨骼会伴随生长过程表现出结构和功能的变化，进而影响生理学和生物力学相关指标，这会导致不同类型的骨折、愈合模式和并发症。

儿童可能因为疼痛或恐惧而干扰医生定位受伤部位，要着重检查受伤部位的上下方关节，从健侧肢体开始检查。尽早给予良好的镇痛并考虑是否需要影像学检查。所有受伤后无法承重的儿童都需要住院检查（图 6.8）。

除非肢体伤害危及生命，否则都应该进行更深入的检查。单侧肢体闭合伤可能因大量失血导致低血容量性休克，但通常不会危及生命，而多处骨折会引起严重的休克。股骨闭合性骨折可导致约 20% 的血液渗入大腿组织间隙，且开放性骨折的失血量可能很大。这种失血始于受伤开始并且很难估计截至住院前的损失总量。因此对现场的仔细评估以及转运期间的持续观察很有必要。

11.1　创伤性截肢

如果发生创伤性截肢，应执行以下操作：

- 按照 <C>ABCDE 评估和治疗。
- 将截肢部分用湿纱布包裹并放入无菌塑料袋中。
- 将袋子放入隔热容器中，然后置于装有碎冰的水中。
- 不要让组织直接与冰接触。
- 在临床安全的情况下尽快将截肢部分与患儿一起转运。

11.2　股骨上端骨骺滑脱

这种情况一般发生在 10~17 岁接近或处于青春期的儿童中。可以发生在相对低强度的碰撞后，有导致股骨头坏死的可能。如果漏诊可能会对患儿产生非常大的影响。即使是轻微的臀部、大腿或膝盖疼痛，跛行或臀部运动受限，只要儿童有创伤史，都应进行

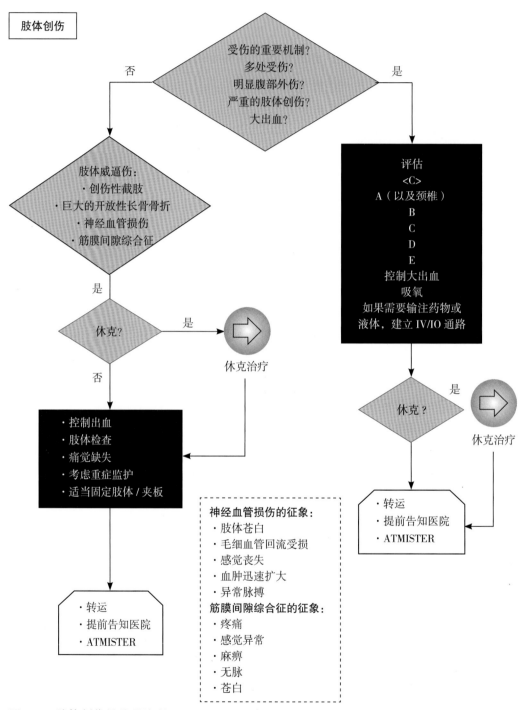

图 6.8 肢体创伤的处理流程
IV：静脉注射；IO：骨髓内途径

髋关节成像以排除股骨上端骨骺滑脱。

11.3 幼儿骨折

这种情况一般发生在 9 个月至 3 岁的可行走儿童中。发病机制是用单脚着地旋转导致胫骨螺旋骨折。此类骨折可能由于低强度的碰撞导致，并且可能缺乏典型的临床症状。如果本来可以行走的儿童突然拒绝走路或负重应该到医院进行检查。

11.4 肱骨髁上骨折

这种情况通常发生于 10 岁左右的儿童，由于跌落时手臂伸展引起，常伴随神经血管损伤。受伤后通常会出现明显的肿胀和畸形，但骨折部位可能不会移位。如果儿童受伤后肘关节活动范围缩小，应运送至医院进行检查。

12 溺 水

溺亡是指身体淹没在液体中导致的窒息死亡。在淹没事件发生后只要有任何恢复（即使是短暂的），都认为是接近溺亡。

当儿童刚开始被淹没时，由于潜水反射，会屏气并且心率减慢。随着呼吸暂停的持续，缺氧会导致心动过速、血压升高和酸中毒。在 20s 至 2.5min 内达到临界点，开始呼吸。此时，液体吸入，并且在液体接触声门时会引起即刻喉痉挛。继发性呼吸暂停后因无意识的呼吸运动，使得水进入肺部，最终导致呼吸和心搏骤停。

因及时采取措施打断这一事件链而存活的儿童不仅需要接近溺亡时的抢救治疗，还需要评估和治疗伴发的低体温、电解质紊乱和损伤（包括脊柱）。体温过低的影响通常很严重，并且在心脏停搏的情况下，必须适当调整治疗流程（图 6.9）。如果患儿有严重的低体温，并且存在仅因溺水（而不是创伤）所致的心脏停搏，应转运到能够使用体外循环进行复温的机构。

注意：如果救援人员充足，请在复苏的同时将患儿身体擦干并保暖。

13 创伤复苏

儿科创伤管理中的一个常见错误是未能识别儿童的低血容量。应按照之前所述的流程仔细检查，以识别需要液体复苏的儿童。应假设呼吸急促或心动过速是由于失血，而不是因创伤引起的恐惧、痛苦或疼痛所致。

目前临床上对创伤中低血容量的常规处理方式是用血液和血液制品而非晶体溶液进行初始液体复苏，这符合伤害控制和止血复苏原则，被认为可以提高患儿的生存率。在创伤中复苏的目的是恢复含氧血液的有效灌注，以防止出现凝血功能障碍、酸中毒或体温过低。大约 15% 的重大创伤儿童到达医院时已出现凝血功能障碍，因此死亡率显著增

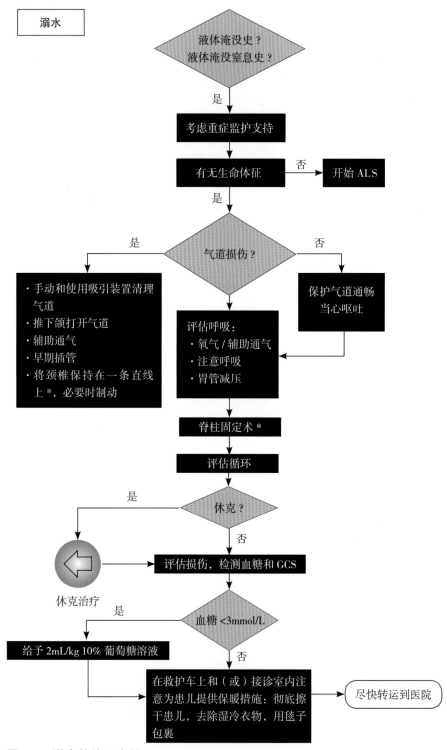

图 6.9 溺水的处理流程
* 只有在不能排除脊柱创伤时，才必须进行常规的颈椎固定

加。当前一些院前重症监护机构会携带血液和血液制品，并能够规范地将它们输注给已经给予保暖措施的患儿。虽然大多数患儿在到达医院之前不会常规输入血液和血液制品，但仍然可以做一些能够争取时间的操作，比如尽早通知接收医院，以提前做好输血准备，进而将等待用血时间缩减到最短。

在没有配备血液制品的情况下，院前救援人员需要使用晶体溶液进行液体复苏，而不使用胶体溶液。在使用晶体溶液时，应仔细评估和计算（见下文），因为大量输入晶体溶液会导致酸中毒、体温过低和血液稀释，加重凝血功能障碍。

13.1 复苏目标

对成人而言，低血压复苏流程已经很规范并且能够改善创伤结局。为了使血凝块形成和聚集，可以允许机体出现一段时间的不严重低血压。但是，儿童出现低血压较晚通常是失代偿性休克所致。因此，将测得的低血压作为复苏点并不可靠。同样，在院前急救过程中，不要用大量液体特别是晶体溶液试图恢复正常生理平衡。创伤后最初60min的护理关键点是：

- 创伤后所有液体均以5mL/kg剂量分次输入。
- 目标是可触及桡动脉脉搏（婴儿选择肱动脉）。
- 理想情况下，所有液体都应该是温热的。

复苏早期使用氨甲环酸（TXA）已被广泛接受。英国皇家儿科及儿童健康学院曾发布指南，建议创伤性出血儿童也应该尽早使用TXA。一旦怀疑患儿有失血或出血，已经或怀疑有低血容量需要大量输液（20mL/kg）时，则应该尽早使用TXA。儿童TXA的初始剂量为15mg/kg，经静脉或经骨髓途径给药，10min内总量达1g。

13.2 创伤性心脏停搏

这种情况虽然很罕见，但救援者仍需要熟练和迅速应对。具体处理流程见第7章。

学习目标

读完这一章，你能够：

▶ 学会评估儿童昏迷，并给予患儿基础生命支持。

▶ 学会处理儿童窒息。

▶ 学会评估儿童心脏停搏，以及儿童高级生命支持治疗。

1 引 言

尽管心脏停搏的儿童在院前急救中存活率很低，但及时并持续给予包括有效通气措施在内的基础生命支持（basic life support，BLS），可以改善其神经系统预后。

最重要的是，尽早开始有效的基础生命支持，同时尽快将儿童转运到急救部门，以给予其高级生命支持治疗。

基础生命支持是建立高级生命支持的基础。因此，所有进行高级生命支持的医护人员都必须熟练掌握基本的急救技术，并且能够确保在复苏过程中给予持续有效的基础生命支持。

2 儿童基础生命支持

尽管为了便于教学和记忆知识，急救指南都是针对所有年龄段的人群，但是儿童BLS并不是成人BLS的缩小版，其中部分处理方法需要根据儿童的年龄和体重进行调整。本章节遵循了人为划分的界限：将儿童划分为婴儿（1岁以下）和儿童（1岁到青春期）。大多数儿童心脏停搏是由低氧造成的，这说明儿童急救中给予氧气比心脏除颤更加关键，

Pre-Hospital Paediatric Life Support: A Practical Approach to Emergencies, Third Edition. Edited by Alan Charters, Hal Maxwell and Paul Reavley.

© 2017 John Wiley & Sons Ltd. Published 2017 by John Wiley & Sons Ltd.

甚至对青少年也是如此，这是儿童与成人急救的主要区别。

运用基础生命支持技术，单名救援者就可以在无设备的情况下对昏迷患儿进行至关重要的呼吸和循环支持。如果有急救设备，专业医护人员则应当使用气囊面罩对患儿进行人工呼吸。

3 初步评估与复苏

安全找到患儿后，先判断其有无反应，然后遵循 ABC 模式开始评估和复苏流程。图 7.1 总结了儿童心脏呼吸骤停的 BLS 完整流程。注意，该流程适用于单名或多名专业医护人员操作。针对非专业人员的 BLS 流程将在本节的后半部分进行阐述。

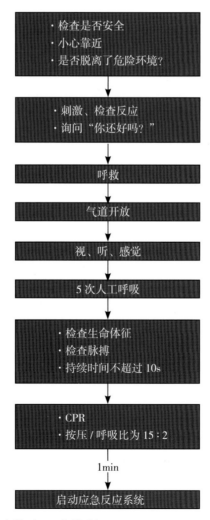

图 7.1 基础生命支持（BLS）流程

3.1 初步处理：确保环境安全，刺激患儿，呼救

3.1.1 安全、刺激、呼救流程

在院前急救时，要尽快将儿童从危险的环境中转运出来，同样重要的是救援者要保护好自己。这些判断应该在开始检查气道之前进行。处理步骤详见图 7.2。

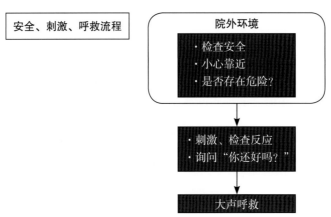

图 7.2 安全、刺激、呼救流程

3.1.2 "你还好吗？"

最初对反应的简单评估是大声询问儿童："你还好吗？"，然后给予轻柔的外部刺激，比如抱住头部和摇晃手臂。这样可以叫醒熟睡的儿童，同时可以避免可能进一步加重的颈部损伤。婴儿及没有语言能力的儿童，甚至年龄稍大一点的儿童因为害怕救援者的声音和碰触，可能不会做出明确的回应，但是会发出声音或者睁开眼睛。

3.2 气道（A）

气道梗阻可能是导致儿童心脏停搏最初的诱因。尽快解除气道阻塞而不需要采取进一步措施就可能挽救其生命。如果儿童没有自主呼吸，很可能是因为舌坠入咽部堵塞气道，可以采用仰头提颏法打开气道。救援者将一只手置于儿童前额，并施加压力，使其头部轻轻向后仰，另一只手的手指放在下颌骨突出位置。婴儿和儿童的气道解剖结构不同，婴儿的下颌倾斜角度要适度，儿童下颌处于嗅物位。两种方式详见图 7.3 和图 7.4。

如果患儿呼吸困难，但有意识，应尽快送往医院。儿童通常会找到保持自己通气的最佳体位，因此不应强迫其采取可能引起不适的体位。在缺乏进一步支持治疗的环境中，盲目地对部分开放的气道采取措施非常危险，有可能导致气道完全梗阻。

此外，可以通过以下 3 种方法评估开放气道的效果：

> ·看（Looking）：观察胸壁和腹壁有无起伏。
> ·听（Listening）：听有无声音、呼吸。
> ·感觉（Feeling）：用耳朵感觉有无呼吸。

最好的方法是救援者将面部靠近儿童面部上方，使耳朵对着其鼻子上方，面颊在其口部上方，同时用眼睛顺着儿童的胸部方向观察近 10s（图 7.5）。

如果儿童颈部受伤，不能实施仰头提颏法，可以采用推举下颌法，即操作者将 2 或 3 根手指放在患儿的下颌角，并将其下颌向上抬起。如果救援者的肘部与平躺的儿童处于相同的平面，可能更容易操作。如果不考虑颈部损伤，也可以使患儿头部轻微倾斜，如图 7.6 所示。

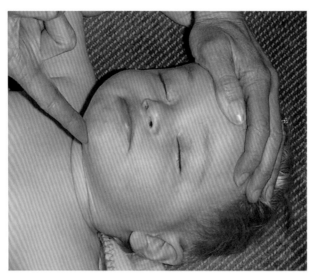

图 7.3 婴儿仰头提颏法：中立位

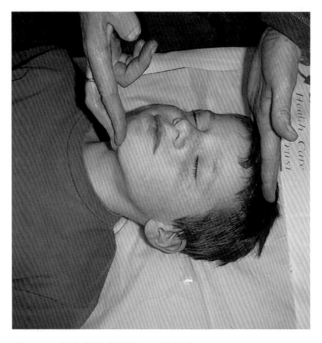

图 7.4 儿童仰头提颏法：嗅物位

急救措施成败的评估方法与开放气道的评估方法相同，即：

- 看（Looking）。

- 听（Listening）。

- 感觉（Feeling）。

然而，在某些情况下，儿童外伤后单靠推举下颌法开放气道很难实现，此时相对于颈椎损伤的风险，应优先考虑打开气道，并尝试逐渐增加头部倾斜角度。由第 2 名救援者控制颈椎，在整个过程中使颈椎稳定保持在一条直线上。

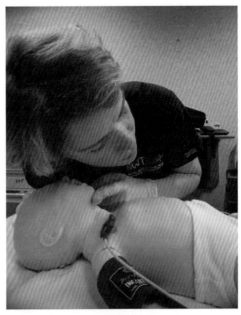

图 7.5　看、听、感觉

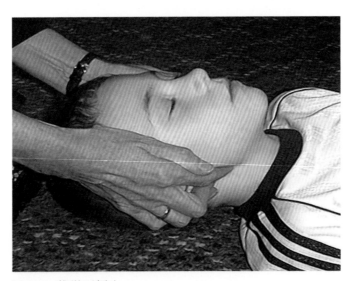

图 7.6　推举下颌法

不建议用手指盲探儿童口腔取出异物，因为要首先考虑到软腭很容易损坏，由此导致的口腔内出血会加重气道阻塞。此外，异物可能会被进一步推入气道，甚至卡在声带下方，导致更难取出。需行气管切开术的儿童则需要另外的处理程序，详见第15章。

3.3 呼吸（B）

3.3.1 恢复自主呼吸

如果开放气道后患儿恢复了自主呼吸，则将其身体翻转为侧卧位呈复苏体位（见本章后半部分），使气道保持通畅。转运或向他人寻求帮助，同时继续监测患儿的自主呼吸。如果经过上述开放气道措施不能在10s内恢复患儿的有效自主呼吸，应当立即给予人工呼吸复苏。救援者应该能区分有效呼吸、无效通气、气道痉挛或呼吸梗阻。如果不确定，应尝试人工呼吸。

3.3.2 初始应进行5次人工呼吸

气道保持开放的状态下，救援者深吸一口气，将自己的口完全包住患儿的口，或者口和鼻（婴儿，如图7.7所示）。如果是口对口呼吸，救援者应该用拇指和食指捏住患儿的鼻子，并保持其头部后仰。救援者缓慢吹气（1s），使患儿胸部有明显上抬——用力过度会导致胃胀气，增加胃内容物反流到肺部的风险，充盈的胃部也可能导致膈肌运动受限，妨碍良好的通气。救援者应该在两次人工呼吸之间深吸一口气，以最大限度地增加吹入患儿气道的氧气浓度。

如果救援者的口不能同时包住婴儿的口和鼻，那么可以试图只包住婴儿的口或鼻，然后捏住婴儿的鼻子或使其口唇紧闭以防止漏气。

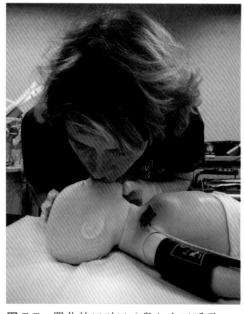

图7.7　婴儿的口对口（鼻）人工呼吸

人工呼吸通用指南

· 要观察到胸廓上抬运动。

· 由于气道较窄，吹气压力可能要更高。

· 为了减少胃肠胀气，应以最低压力缓慢吹气。

· 如果条件允许，应尽快采用复苏气囊通气。

如果患儿的胸廓没有抬举运动，说明气道不通畅，常见原因是未进行正确的气道开放措施。此时，首先要重新调整患儿头部的后仰程度和下颌位置，再试一次。如果调整后仍不起作用，应该尝试托举下颌法。一名救援者完全可以使用托举下颌法打开患儿的气道，并进行人工通气复苏，院前急救给予5个心肺复苏周期后，再启动紧急反应系统。在进行人工呼吸时，应观察患儿的任何反应，如呕吐或咳嗽。有无这些反应是后续进行"生命体征"评估的一部分。

当仰头提颏法和托举下颌法都失败时，应考虑有无异物堵塞气道，并采取适当的处理措施。

3.4 循环（C）

开始进行人工呼吸后，应该立即关注患儿的循环系统。

3.4.1 评估

循环衰竭的判断方法是观察患儿有无"生命体征"，例如，没有自主呼吸，或者人工呼吸后没有咳嗽反应，也没有肢体的自发运动。另外，在10s内未触及大动脉搏动，或者脉搏明显缓慢（小于60/min，且无正常循环）。

一旦发现无"生命体征"应当立即开始进行胸外心脏按压。生命体征包括自主运动、咳嗽或正常的自主呼吸（不包括痛苦的喘息——不规则、节律减慢的濒死样呼吸）。即使是有经验的医护人员可能也很难在10s内确定有无脉搏，因此，除非明确触及脉搏，否则一旦出现上述生命体征消失的情况应立即开始胸外心脏按压。

可以触摸儿童的颈动脉或股动脉，婴儿由于颈部短、局部脂肪丰富，颈动脉较难触及，可以触摸肘窝内的肱动脉或腹股沟处的股动脉。

当患儿存在以下情况时应在10s内进行胸外心脏按压：

● 无生命体征。

● 不能确定有无脉搏。

● 脉搏明显缓慢（小于60/min，且无正常循环，对人工通气无反应）。

在儿童没有生命体征的情况下，必须立即启动胸外心脏按压，除非救援者本人确信能在10s内触及快于60/min的脉搏。"不必要的"胸外心脏按压几乎不会对儿童造成伤害，重要的是不要浪费启动基础生命支持的时间。如果患儿有脉搏，并且搏动频率正常，同时有良好的血流灌注，但是持续无自主呼吸时，必须继续进行人工通气，直到自主呼吸恢复。

3.4.2　胸外心脏按压

为了达到最好的复苏效果，必须将患儿置于平卧位，将其背部放在坚实的平面上。因儿童的年龄、体型不同，胸外心脏按压的操作流程在不同阶段也有所不同。通常，婴儿（1 岁）的胸外心脏按压操作流程不同于青春期儿童，青春期儿童胸外心脏按压的手法是将成人的方法根据儿童的年龄大小进行适当的修改。按压深度应至少为胸部前后径的 1/3（婴儿为 4cm，儿童为 5cm）。

3.4.3　胸外心脏按压部位

胸外心脏按压应该按压胸骨的下 1/2 处，但要避免手 / 手指放得太低，压到剑突。同样重要的是，确保胸壁在下一次压缩之前完全回弹，这样可以确保冠状动脉的血液灌注。

婴　儿

婴儿的胸外心脏按压可以采用更易进行的双手环抱法：救援者用两只手环抱或部分环绕婴儿胸壁，大拇指放置在婴儿胸骨的下 1/2 处，进行按压，如图 7.8 所示。只有在有 2 名救援者时，这种方法才有可能实施。因为按照推荐的按压 / 通气比操作，按压和重新摆放气道不可能由一名救援者独立完成。单个救援者应该使用双指法，即将两个手指放在婴儿胸骨的下 1/2 处，用另一只手保持其气道位置，如图 7.9 所示。

儿　童

救援者将一只手掌根部放在儿童胸骨的下 1/2 处。抬离手指，确保不会施力于其肋骨上。双臂伸直，将自己的重心垂直于患儿的胸廓上方，向下按压胸骨，至少应达 1/3 胸壁深度或 5cm（图 7.10）。对于年龄较大的儿童或者体型较小的救援者，双手交叉法可能更容易操作（图 7.11）。救援者可以选择一只手或两只手来达到所需的至少 1/3 胸

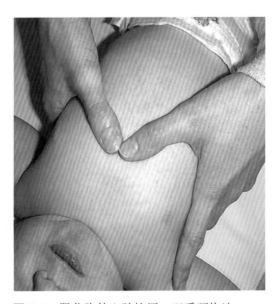

图 7.8　婴儿胸外心脏按压：双手环抱法

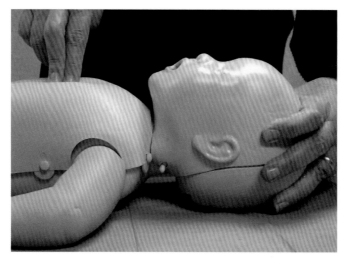

图 7.9　婴儿胸外心脏按压：双指法

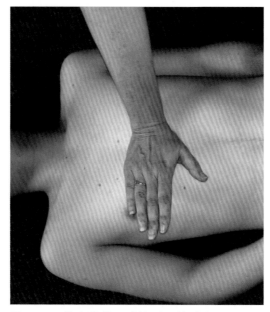

图 7.10　儿童胸外心脏按压：单手法

壁前后径的按压深度。

　　选择了恰当的按压方式和部位后，在 2 次人工通气后即进行 15 次胸外心脏按压。

3.5　按压 / 通气比

　　研究表明，如果在复苏过程中延长胸外心脏按压周期，冠状动脉灌注压会增加。人工通气要尽早进行，它是整个复苏流程中至关重要的部分，特别是在儿童的缺氧 / 缺血性心脏停搏时。BLS 开始后，只有在人工通气时才会中断胸外心脏按压。中断按压会使冠状动脉灌注压降至零，若想再次实现足够的冠状动脉灌注压需要重新进行多次按压。

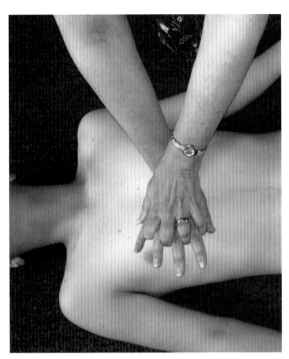

图 7.11 儿童胸外心脏按压：双手法

目前还没有儿童最佳按压/通气比的明确标准，但专业医护人员多推荐 15∶2 的按压/通气比。

当儿童已经建立高级生命支持——气管插管和有效的密闭送气装置后，就可以进行不同步按压，并给予 10~12/min 的人工通气。

3.6 持续心肺复苏术

所有年龄段的按压频率均为 100~120/min。无论救援人员有几名，每 15 次按压 2 次人工呼吸的比值都保持不变。条件允许时，每 2min 更换一次救援者，以保持最佳的按压效果。如果周围没有任何帮助，在进行 1min 的心肺复苏术（CPR）后，必须启动应急反应系统。尽管要求按压频率达到 100~120/min，但如果停止通气，按压的频率就要少于 100~120/min。可以在吸气末重新开始按压，并可以增加呼气。除非为了寻求帮助而需要中断，或者患儿需要转运或通气，否则 BLS 不能中断。

研究表明，救援者在 CPR 转运过程中按压往往过于柔缓。因此，当前的重点是"强而有力"的 CPR，按压深度应至少达到患儿胸部前后径的 1/3，按压频率 100~120/min，并最大限度地减少按压中断。每次重新调整气道或重新确立正确的按压部位都显著减少了每分钟的 CPR 次数。对于单名救援者来说，这可能是一个非常现实的问题，而且很难解决。在救治婴幼儿时，救援者另一只空闲的手可用来固定其头部的位置。在每次通气后，不需要对按压部位进行重新定位。

对年龄大的儿童可以使用生物识别装置对胸外心脏按压的质量和速度给予监测评估——除非这种装置的应用会延误胸外心脏按压。

婴儿和儿童的心肺复苏措施建议见表7.1。

表 7.1 婴儿和儿童基础生命支持技术概要

技术	婴儿（<1 岁）	儿童（1 岁到青春期）
气道（A）		
头后仰姿势	中立位	嗅物位
呼吸（B）		
最初缓慢呼吸	5 次	5 次
循环（C）		
检查脉搏	肱动脉或股动脉	颈动脉或股动脉
按压部位	胸骨下 1/2 处	胸骨下 1/2 处
按压方式	双拇指法或者双指压法	单手或双手法
按压 / 通气比	15：2	15：2

3.7 年龄的意义

随着 CPR 操作流程的简化，现在已经没有必要区分不同年龄段的儿童，只在婴儿（1岁以下）和儿童（1 岁到青春期）之间有所不同。显然，在 CPR 中确立青春期的体征证据既不合适，也不必要。如果救援者认为患者是儿童就应该使用儿科指南，也无可厚非。一般来说，如果患者是年轻人，因为引起心脏停搏的原因在这个年龄段与儿童时期相似（由于缺氧 / 缺血而非心源性），所以按照儿科指南来施救也不会对其造成伤害。

3.8 复苏体位

儿童没有特殊的复苏体位。例如图 7.12 所示的体位，应将儿童放置在稳定的侧卧位，确保其气道通畅，液体能从口腔通畅排出，能够监测和检查患儿，并确保其颈椎安全和关注受压点。

以下是对成人复苏体位的相关描述，同样也适用于儿童：

• 跪在患儿旁边，确保其双腿伸直。
• 将离你最近的患儿手臂与他 / 她的身体垂直放置，肘部弯曲，手掌向上。
• 将离你远的另一只手臂跨过胸部，并将其手背贴在患儿靠近你这一侧的面颊上。
• 用你的另一只手抓住患儿远侧腿的膝盖上方并将其拉起，脚保持在地面上。
• 嘱患儿将双手按在自己的面颊上，拉动其身体远端，使其朝你一侧翻转。
• 调整患儿大腿位置，使其髋部和膝盖都弯曲成直角。

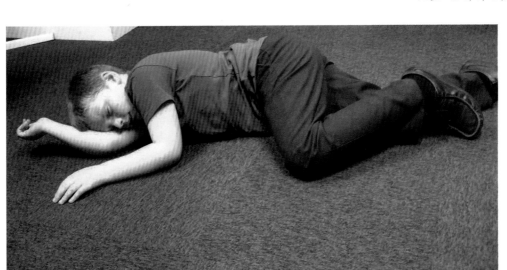

图 7.12 儿童复苏体位

- 倾斜患儿头部以确保气道保持打开状态。
- 如有必要，调整患儿面颊下面的手，使头部保持倾斜并朝下，以确保液体物质可以通过，从口腔排出。
- 定期检查患儿的呼吸。
- 如果患儿必须保持复苏体位超过 30min，应将其转到另一侧，放松压在其身下的手臂。

3.9 非专业救援者

由旁观者进行 CPR 施救的成人和儿童的神经系统临床结局优于未行 CPR 的干预者。然而很明显，旁观者通常不会主动进行 BLS，因为他们害怕做错，并且对陌生人进行口对口复苏比较犹豫。因此，对于非专业救援者来说，对儿童及成人都建议按压 / 通气比为 30∶2，从而简化通气方法。如果患者是儿童，非专业救援者应首先进行 5 次呼吸支持。如果非专业救援者不能或不愿意进行口对口复苏，可以只进行胸外心脏按压。如果单名医疗专业救援者难以迅速从按压过渡到通气，也建议先进行 5 次呼吸支持，然后按照 30∶2 的按压 / 通气比进行复苏。

3.10 儿童自动体外除颤器

自动体外除颤器（AED）的使用包含在成人 BLS 教学中，因为对于成年人来说，大多数突发心脏停搏应用早期除颤是最有效的干预措施。如前所述，在儿童和年轻人中，心脏停搏主要是由循环和呼吸原因引起。但是在某些情况下，儿童可能由于心脏原因引起心脏停搏，使用 AED 可能会挽救生命。最近，机场、娱乐场所和商店等公共场所的 AED 配备数量和熟练操作者的人数均大幅度增加，因此 AED 的使用机会也相应增加。

4 基础生命支持和感染风险

有报道显示在口对口复苏过程中患者有可能将疾病传染给救援者。救援儿童时最令人担心的是脑膜炎奈瑟菌,参与气道救援的人员应该按标准预防性使用抗生素(利福平或环丙沙星)。在心肺复苏过程中可能传播结核病,当怀疑这种情况时应采取适当的预防措施。

目前还没有关于通过口对口通气传播人类免疫缺陷病毒(HIV)的病例报道。血液与体液的接触是这种病毒传播的唯一途径,非创伤性复苏传播疾病的风险可以忽略不计。痰液、唾液、汗液、眼泪、尿液和呕吐物是低风险的媒介。如果可以,在可能与血液、精液、阴道分泌物、脑脊液、胸膜液、腹膜液和羊水接触的情况下应采取预防措施。如果任一部位分泌物含有肉眼可见的血液,也建议采取预防措施。防止救援者与患儿直接接触的设备(如复苏面罩)可用于降低风险,对此,纱布或放在患儿口部的其他多孔材料都没有用处。

在英国,患有获得性免疫缺陷综合征(艾滋病)或 HIV-1 感染的儿童人数少于成年人。如果在英国确实发生了 HIV-1 的传播,那么从成人救援者到儿童的可能性要比反过来大得多。

在艾滋病毒携带者较多或艾滋病高发的国家,救援者面临的风险会更大。在南非,一个内科病房中,25%~40% 的儿童可能是 HIV 阳性,但创伤患儿的患病率较低。在加勒比地区,艾滋病流行率仅次于撒哈拉以南的非洲。向资源贫乏国家提供有效的抗反转录病毒药物有可能改变现状。

5 儿童窒息

因异物阻塞气道(foreign body airway obstruction, FBAO)引起的死亡绝大多数发生于学龄前儿童。几乎任何东西都可能被吸入,主要是食物。诊断可能不明确,但如果呼吸困难突然发作并与咳嗽、呕吐和喘鸣有关时,应该怀疑该可能。

感染如急性会厌炎和喉炎也会导致气道阻塞,在这些情况下,试图使用下述方法缓解阻塞是危险的。伴有已知或疑似感染的气道阻塞患儿,以及仍能呼吸且阻塞原因不明的患儿应该立即送往医院。关于这些儿童的治疗问题见第 5 章。

如果异物容易看见并且可以从口中取出,可将其移除,但在取出过程中要非常小心以避免将异物推入气道更深处。不要将手指盲目地伸入儿童口中或上气道中进行操作,这样可能会进一步损害口腔软组织,而且不能移除异物。

本节所描述的气道清理物理方法只能应用于下列两种情况:

(1)FBAO 的诊断很明确:割伤(目击或强烈怀疑)、无效咳嗽及呼吸困难加重,意识丧失或发生呼吸暂停。

（2）头部倾斜/下颌抬起和推下颌不能打开呼吸暂停儿童的气道（操作流程如图7.13所示）。

如果患儿咳嗽，应该鼓励其继续。自发性咳嗽比任何外部施加的操作更能有效缓解阻塞。有效咳嗽的确认方法包括患儿能够讲话或哭出声，以及咳嗽期间能够呼吸。在此阶段，应该不断评估，而不是置之不理。而且一般不干预，除非咳嗽变成无效，即患儿更安静或沉默，或不能哭泣、说话或喘气，或发绀/开始失去知觉，此时需要寻求帮助并开始干预。

这些操作应和检查患儿口腔与观察呼吸交替进行，如图7.13所示。

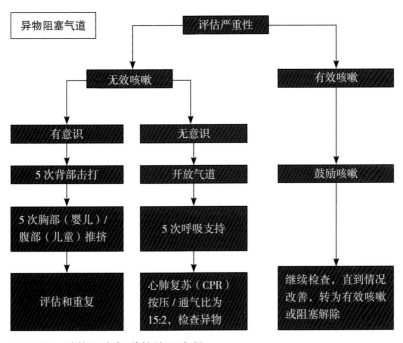

图 7.13 异物阻塞气道的处理流程

5.1 婴　儿

腹部推挤可能导致婴儿腹腔内脏器损伤。因此，对这个年龄组儿童的急救推荐使用背部击打和胸外按压缓解 FBAO。

救援者先将婴儿以头低脚高体位放置在一只手臂上，并用手支撑婴儿的下颚，使其张口并保持在中立位；然后救援者将放置婴儿的手臂放在大腿上，用另一只手的手掌根部在婴儿肩胛骨之间进行5次快速拍击。

如果经上述操作气道阻塞没有得到缓解，应将婴儿翻身躺在救援者的大腿上，仍然处于头低位，给予5次胸外按压——位置与心脏按压相同，但应以每秒一次的较慢速率和比胸外按压更深的程度。如果婴儿体型太大不能使用上述单臂技术，可以将婴儿放在救援者的膝盖上执行相同的操作。这些技术操作见图7.14、7.15。

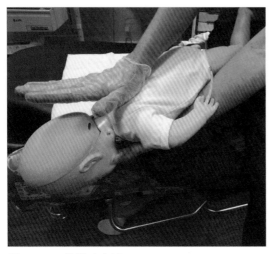

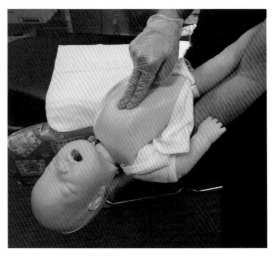

图 7.14　背部冲击法

图 7.15　胸部推挤法

5.2　儿　童

体型较小的婴儿可以使用背部击打法，体型较大的儿童使用背部击打法时可将其摆成向前倾斜的体位（图 7.16）。

儿童也可以使用腹部推挤法（海姆立克急救手法），可以在站立位或躺卧位进行，最好是站立位。当采用站立位时，救援者应站在儿童身后，将胳膊绕过其身体。由于儿童身材矮小，成年人可能需要举起他们或跪在背后进行有效的操作。救援者一只手握拳，

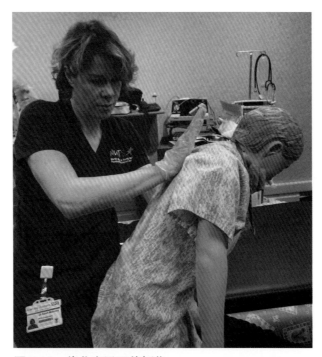

图 7.16　将儿童置于前倾位

放置在儿童肚脐上方与剑突下方之间的腹部，另一只手放在拳头上，双手向上冲击腹部。除非异物排出，否则此操作需要重复 5 次。

当采用仰卧位时，救援者应跪在儿童脚边。如果儿童体型较大，救援者可以跨坐在他身上。救援者将一只手的掌跟放在肚脐上方与剑突下方之间的腹部，另一只手放在第一只手的上部，双手向上快速推挤腹部，小心地在中线施加推力。除非异物排除，否则需要重复 5 次。操作如图 7.17 所示。

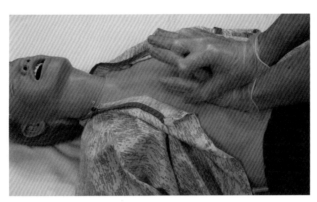

图 7.17　在仰卧位实施海姆立克急救法

成功缓解气道阻塞后，应对患儿进行临床评估。此时气道中可能仍残留部分异物。如果进行了腹部推挤，应评估儿童是否存在腹部损伤。

每次在患儿尝试呼吸时，须在其口腔中寻找异物，并移除肉眼可见的异物。注意勿将异物进一步向下推，以及避免损伤口腔组织。即使气道梗阻得到缓解，没有有效呼吸的患儿仍需要继续通气。如果患儿没有生命体征，应继续通气，同时进行胸外心脏按压，必要时可给予高级生命支持。

如果患儿能有效呼吸，应将其放置在复苏体位并继续定期监测。

有 FBAO 的无意识婴儿或儿童的处理流程：

（1）呼救。

（2）将患儿放在平坦的地方，仰卧。

（3）使其张口并移除肉眼可见的异物。

（4）开放气道并尝试进行 5 次通气，如果胸部无抬举，须重新开放气道。

（5）如果通气无效，应开始胸外心脏按压。

（6）持续单人 CPR 约 1min，如果救援者仍未到来，应再次呼救。

6　高级生命支持

当没有有效的心排血量时儿童会发生心脏停搏。在开始任何特殊治疗之前，必须建立有效的 BLS。院前救援者的首要任务是对儿童建立有效的 BLS，并尽快将其送到医院。

本章将讨论 4 种心脏停搏节律：

（1）心脏停搏。

（2）无脉冲电活动（pulseless electrical activity，PEA；又称机电分离）。

（3）心室颤动。

（4）无脉性室性心动过速（pulseless ventricular tachycardia，pVT）。

这 4 种心脏停搏节律分为两组，两种不需要除颤（"不可电击"），两种需要除颤（"可电击"），见图 7.18。

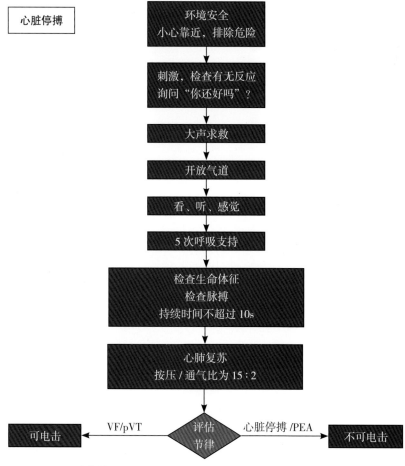

图 7.18　心脏停搏的处理流程（VF：心室颤动；pVT：无脉性室性心动过速；PEA：无脉冲电活动）

7　不可除颤节律

不可除颤节律包括心脏停搏和无脉冲电活动。

7.1　心脏停搏

这是儿童最常见的停搏节律，因为年轻的心脏对持续严重缺氧和酸中毒的反应是进行性心动过缓导致心脏停搏（图 7.19）。心电图（ECG）将区分心室颤动、室性心动过速和无脉冲电活动。心室停搏的心电图表现几乎是一条直线，偶尔会看到 P 波。仔细检查以排除假性心室停搏（例如电线松动或电极断开），现在的除颤器在仪器断开时会显示虚线而不是连续线。可调高心电监护仪的波幅。

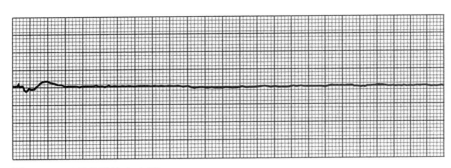

图 7.19 心脏停搏的心电图

7.2 无脉冲电活动（PEA）

PEA 是指尽管心电监护仪上有正常产生灌注的可识别波形存在，但患儿没有生命体征或可触及的脉搏（图 7.20）。PEA 的治疗同心脏停搏，通常被认为是一种心脏停搏前状态。

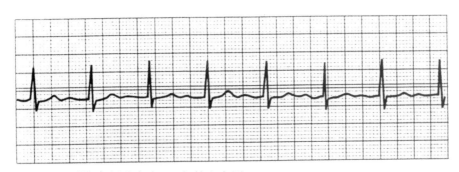

图 7.20 无脉冲电活动（PEA）的心电图

PEA 可能由一种可识别和可逆的原因引起，儿童最常见的原因是低血容量和缺氧。创伤也是 PEA 的常见可逆病因，可能是严重低血容量、张力性气胸或心脏压塞。PEA 也可见于低体温和电解质异常的患儿，包括钙通道阻滞剂过量导致的低钙血症。大面积的肺血栓栓塞后也可能出现 PEA，但儿童中罕见。

7.3 心脏停搏或 PEA 的处理措施

当儿童发生心脏停搏时，应立即进行有效的通气和胸外心脏按压。最初可以通过面罩提供高浓度氧气，确保气道通畅。具体操作为：首先使用正确手法打开气道，然后通过辅助装置保持气道开放。

有效的胸外心脏按压频率为 100~120/min，按压 / 通气比为 15 : 2。按压深度应至少为胸部前后径的 1/3（婴儿为 4cm，儿童为 5cm）。应该连接心电监护仪以评估心律。

虽然现有的程序要求稳定气道和建立循环通路按顺序进行，但在实际工作中应该在复苏小组组长的指导下同时进行。团队领导的角色是协调指挥，并预测操作中可能出现的问题。

如果确定为心脏停搏或 PEA，则给予患儿肾上腺素 10μg/kg，静脉注射或骨髓腔内注射。肾上腺素是治疗心律失常的一线药物。α 肾上腺素能介导血管收缩作用，增加胸外心脏按压期间的动脉收缩压和冠状动脉灌注压，将氧合血输送到心脏，还能增强心脏的收缩力和刺激心脏自发性收缩。静脉或骨髓腔内的药物剂量为 10μg/kg（0.1mL/kg 的 1 : 10 000 溶液）。如果 1min 内不能建立静脉通路，应使用骨髓腔内通路。中心静脉置管可以提供更安全的长期液路，但并不优于骨髓腔内或外周静脉通路。给予每剂肾上腺素后应使用生理盐水冲管（2~5mL）。

如果无法建立循环通路，气管导管将是最后的选择，但吸收度个体差异较大。当条件允许时尽量不要使用气管导管。使用气管导管给药时使用的药物剂量是静脉给药剂量的 10 倍，从气管插管末端的注药连接管快速给药，然后用 1~2mL 生理盐水冲管。

只要条件允许，熟练而有经验的救援者应尽快建立安全的人工气道（气管插管）。这样既可以控制和保护患儿气道，又能持续进行胸外心脏按压，从而改善冠状动脉灌注。建立安全气道后应不间断胸外心脏按压，通气频率为 10~12/min。当胸外心脏按压持续进行时，组长必须评估通气是否有效。最好由进行胸外心脏按压实施者来评估，因为他可以直观感受到胸部的通气运动。心脏停搏和 PEA 的处理流程如图 7.21 所示。

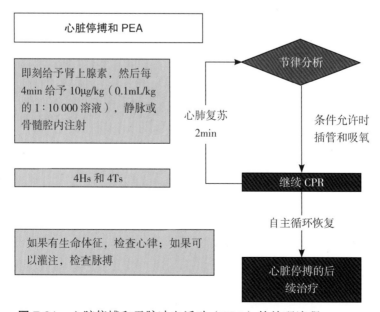

图 7.21　心脏停搏和无脉冲电活动（PEA）的处理流程

在肾上腺素注射时和注射后，应继续进行胸外心脏按压和通气。在维持生命体征的基础上，持续进行胸外心脏按压和通气非常重要，因为这是有效复苏的基础。只有在需要为患儿除颤和检查心律时才能中断 BLS。如果插管困难，可能需要暂停胸外心脏按压。

如果心脏持续停搏，继续 CPR 的同时应检查电极位置和接触是否良好。当波形规律时，应检查生命体征和脉搏。心肺复苏后如果患儿出现自主呼吸循环恢复（return of spontaneous circulation，ROSC），应继续进行复苏后护理，增加通气频率至 12~24/min（按年龄计算）。如果患儿既无生命体征，也无脉搏，应按照复苏指南，每 4min 注射一次肾上腺素，剂量为 10μg/kg。

7.4 可逆原因

在心肺复苏期间，应根据儿童的病史、已知的潜在疾病以及复苏过程中发现的任何线索不断寻找和纠正引起心脏停搏的可逆原因。婴幼儿心脏停搏的原因很多，最常见的是低氧和低血容量。

为了方便记忆，现将所有因素总结为 4Hs 和 4Ts：

● 缺氧（Hypoxia），缺氧是儿童心脏停搏的主要原因，也是成功复苏的关键。

● 低血容量（Hypovolaemia），在与创伤、过敏和脓毒症有关的治疗中低血容量可能很重要，需要输入晶体溶液。

● 高钾血症（Hyperkalemia）、低钙血症和其他代谢异常可由患儿的基础疾病（如肾衰竭）引起，复苏期间的化验结果或心电图可以提供线索（图 7.22）。静脉注射钙（0.3mL/kg 的 10% 葡萄糖酸钙）可用于高钾血症、低钙血症和钙通道阻滞剂过量。

● 体温过低（Hypothermia）与溺水事件有关，需要特别注意。

● 张力性气胸（Tension pneumothorax）和心脏压塞（Tamponade），尤其是与 PEA 有关，可见于创伤病例。

● 有毒物质（Toxic），由于意外或主动摄入过量有毒物质或医源性错误造成的中毒可能需要特定的解药。

● 血栓栓塞（Thromboembolic），虽然血栓栓塞在儿童中较罕见，但仍应考虑到。

7.5 肾上腺素剂量

虽然从未在儿童中进行过安慰剂对照试验，但肾上腺素已经使用了很多年。在成年人中进行的一项前瞻性随机研究显示，包括肾上腺素在内的复苏药物对于心肺复苏术后自主呼吸循环恢复（ROSC）有帮助，但长期神经系统完好存活率没有增加。另一项与肾上腺素有关的研究显示了类似的结果，但因病例数太少，无法得出有意义的结论。肾上腺素的使用得到了动物研究的支持，它在改善冠状动脉和脑部相对灌注方面具有明确的作用。在过去的几年中，有一种倾向是使用更高剂量的肾上腺素，但现有证据表明，高

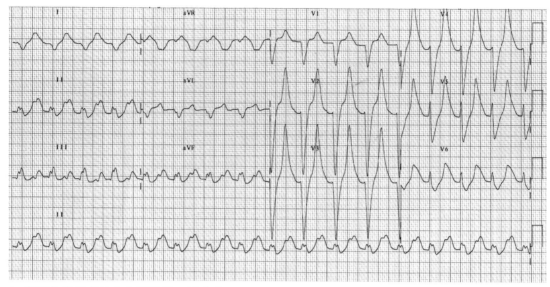

A. 高钾血症患者的心电图显示 T 波高尖

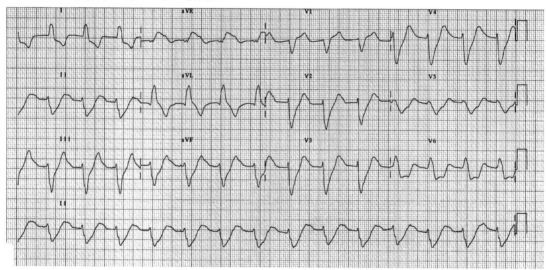

B. 高钾血症患者的心电图显示 QRS 变宽

图 7.22 高钾血症的心电图变化（资料来源：Life in the fast lane.com）

剂量的肾上腺素会导致更糟糕的结果，特别是在窒息的抢救中。高剂量（100μg/kg）肾上腺素只应在非常特殊的情况下使用，例如心脏停搏并伴有 β 受体阻滞剂过量时。

7.6 碱化剂

心脏停搏的患儿会出现酸中毒，因为心脏停搏通常是由呼吸暂停或休克引起的。然而，并无证据证明常规使用碱化剂有益。碳酸氢钠治疗可增加细胞内二氧化碳含量，因此，如果使用碳酸氢钠，应配合充分的通气及有效的 BLS。当保证了充分通气，并提供肾上腺素和胸外按压，以最大限度地保障有效循环的情况下，可考虑对长时间心脏停搏的患儿使用碳酸氢钠。这些药物仅严重酸中毒可能影响肾上腺素的作用时使用。此外，碳酸氢钠也是治疗高钾血症和三环类抗抑郁药过量的推荐药物。

心脏停搏患儿的动脉 pH 与组织 pH 相关性并不高。任何进一步的碱化治疗都应参考混合静脉或中心静脉 pH，并应牢记：在提高心肌 pH 方面，好的 BLS 比碱化剂更有效！

目前最常用的碱化剂是碳酸氢盐，剂量为 1mmol/kg（1mL/kg，8.4% 溶液）。必须使用时应遵循以下原则：

- 碳酸氢钠不能与钙在同一静脉通路上注射，会发生沉淀。
- 碳酸氢钠可使肾上腺素和多巴胺失活。因此，如果紧接着这两种药物给药时，必须用生理盐水冲洗这条静脉通路。
- 碳酸氢盐不能通过气管内途径给药。

7.7 钙 剂

过去，钙剂被推荐用于治疗 PEA 和心脏停搏，但没有证据证明其有效，并且有证据表明细胞质内的钙沉积与细胞死亡相关。原因是缺血后和缺血再灌注过程中钙进入细胞，因此不建议在室性心律失常患儿的复苏过程中使用钙剂。钙剂只用于治疗明确的低钙血症和高钾血症，以及高镁血症和钙通道阻滞剂使用过量。剂量为 10% 氯化钙 0.2mL/kg。

7.8 阿托品

阿托品在心脏停搏的治疗中没有应用指征，其作用主要是对抗过高的迷走神经张力引起的心动过缓，并作为一些毒物的解药。

8 可除颤心脏停搏节律

可除颤心脏停搏节律包括心室颤动（ventricular fibrillation, VF）和无脉性室性心动过速（pVT）。VF 和 pVT 的 ECG 分别见图 7.23 和图 7.24。

这类心律失常在儿童中不太常见，但可能会在突然晕倒、低体温患儿或三环类抗抑郁药中毒和心脏病患儿中出现。VF 和 pVT 的处理方式相同，如图 7.25 所示。

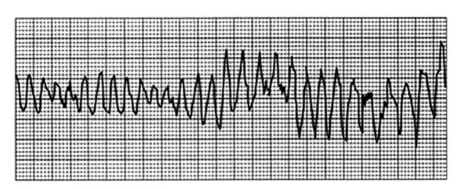

图 7.23　心室颤动的心电图

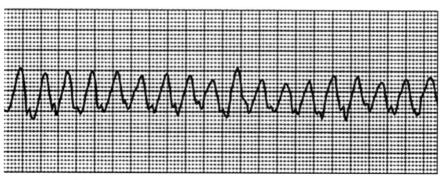

图 7.24 无脉性室性心动过速（pVT）的心电图

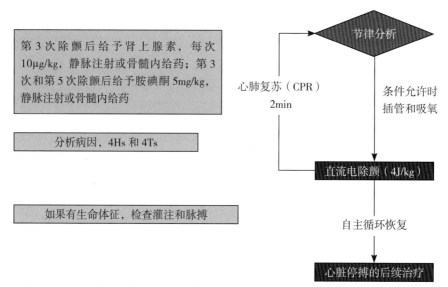

图 7.25 心室颤动（VF）和无脉性室性心动过速（pVT）的处理流程

图 7.25 的处理流程是基于成人制定的，目前没有直接证据显示其是 VF/pVT 引起的儿童心脏停搏的最佳治疗方法，人们已经认识到，儿童 VF/pVT 的病理原因与成人相比既不常见，也更多样。儿童发生 VF/pVT 的公认原因包括潜在的心脏疾病（通常是先天性的）、体温过低和一些药物过量。突然晕倒也可能提示 VF/pVT 短暂发作。

对于正在接受心电监测的患儿，在病情恶化之前就可以识别出特殊节律。一旦发现 VF/pVT，应立即进行 4J/kg 的非同步电除颤。操作流程如下。

未经监测的儿童应在倒地后立即开始 BLS，待心电监测仪安装到位后开始 VF/pVT 监测。

给予一次 4J/kg 的非同步电除颤后应立即恢复 CPR，不需要重新评估脉搏和心律。立即恢复 CPR 至关重要，因为成功的除颤和显示器上出现的节律之间有时间延迟。如果需要再次除颤，停止胸外心脏按压将减少复苏成功的机会。"不必要的"按压不会对患儿造成伤害。

应使用尺寸合适的黏合性除颤垫。体重 <10kg 的儿童建议尺寸为 4.5cm，体重 >10kg 的儿童建议尺寸为 8~12cm。将一个垫子放在腋中线的顶端，另一个放置在锁骨下方，胸骨右侧。如果只有成人除颤垫，或者垫子太大，可将一个放在上背部左肩胛骨下，另一个放在胸骨左前部。

当需要对新生儿除颤时，市面上提供的儿童垫尺寸稍大。

如果除颤不能纠正心室颤动，就必须和心脏停搏时一样关注冠状动脉和脑灌注的恢复。虽然稳定气道和获得循环通路是按顺序进行的，但实际操作中应该在复苏小组组长的指挥下同时进行。

应确保患儿气道开放，给予高流量氧气和有效的胸外心脏按压（频率为 100~120/min；深度为胸部前后径的 1/3 或婴儿至少为 4cm，儿童为 5cm，按压 / 通气比为 15：2）。当条件允许时，有经验的操作人员应该进行气管插管。这样既能保持和保护气道，又能使胸外心脏按压持续进行，从而改善冠状动脉灌注。患儿插管成功后，应不间断进行胸外心脏按压，通气频率为 10~12/min。当胸外心脏按压持续进行时，组长必须评估通气是否足够。及时建立循环通道。当静脉通路在 1min 内无法建立时，可使用骨髓腔内通路，此通路快速且有效。每次不论给予何种药物后都用生理盐水（2~5mL）冲管。

- 第一次除颤后 2min，应暂停胸外心脏按压，检查心律。如果 VF/pVT 仍然存在，可给予第二次电除颤（4J/kg），除颤后立即恢复 CPR。

- 考虑可逆的原因（4Hs 和 4Ts）并加以纠正，同时继续 CPR 2min。暂停片刻，评估心律。

- 如果心律仍为 VF/pVT，则进行第三次电除颤（4J/kg）。

- 立即恢复胸外心脏按压，并同时给予 10mg/kg 肾上腺素或 5mg/kg 胺碘酮，静脉注射或骨髓腔内注射，给药后冲管。继续 CPR 2min 后，暂停片刻评估心律，如果仍为 VF/pVT，则立即进行第四次电除颤。继续 CPR。

- 行 2min 的 CPR 后，如果患儿室颤仍然存在，应立即给予第五次电除颤（4J/kg）。

- 立即恢复胸外心脏按压，给予第二剂 10μg/kg 的肾上腺素，第二剂 5mg/kg 的胺碘酮，静脉注射或骨髓腔内注射。

- 完成 2min 的 CPR 后，暂停片刻，评估心律。

- 继续每 2min 进行一次电除颤，尽可能减少 CPR 的停顿。每两次除颤后（即每 4min）给予一次肾上腺素，并继续寻找和治疗可逆的病因。

切记：每 2min 不间断的 CPR 后，暂停及评估心律的时间不超过 5s。此外，一旦患儿恢复生命体征，包括恢复自主呼吸、咳嗽、眼睛睁开或呼气末二氧化碳含量突然增加，应停止 CPR 并检查心律。

- 如果患儿仍然存在 VF/pVT，请继续按照上面的流程复苏。

● 如果心脏停搏，应切换到相关治疗流程，每 4min 注射一次肾上腺素。

● 如果发现有规律的电活动，应检查生命体征和脉搏；如果有 ROSC，应继续复苏后管理。如果没有脉搏（或脉率＜ 60/min，无有效循环迹象，或灌注不良），无其他生命体征，应继续进行心脏停搏 / PEA 处理。

8.1 抗心律失常药

胺碘酮是电除颤无效的 VF/pVT 的治疗选择。这是基于成人心脏停搏和儿童在导管术后使用胺碘酮的经验。VF/pVT 的治疗剂量是 5mg/kg，经静脉注射。

致心律失常药使用过量后引起的 VF/pVT 不能使用胺碘酮。专家意见应该基于毒理中心的研究数据，虽然胺碘酮对于低体温诱发的室颤作用不大，但可以使用。

当胺碘酮不可用时，利多卡因（利诺卡因）可以作为替代药物。剂量为 1mg/kg，静脉注射或骨髓腔内给药。是直流电击将心脏转换为灌注节律，而不是药物。抗心律失常药的作用是保持转换过来的节律稳定，肾上腺素的作用是通过增加冠状动脉灌注压来增加心肌供氧。肾上腺素也增加了心室颤动的强度和密度，从而提高了除颤的成功率。

镁（25~50mg/kg；最大剂量 2g）适用于任何原因引起的儿童低镁血症或多形性室性心动过速（尖端扭转）。

8.2 可逆性病因

在对儿童进行 CPR 时，应根据病史和复苏过程中发现的线索，考虑可导致心脏停搏的可逆性原因并纠正，即 4Hs 和 4Ts。

如果 VF 仍然不能纠正，可以尝试不同的除颤板放置位置或换用其他除颤器。对于已尝试过儿童除颤板的婴儿，在前胸和后背可以选用大一点的除颤板。

如果节律被转换过来后再次恶化回室颤或者无脉性室速，应该重复该循环。一般最多给予两次胺碘酮，如果必须使用更多，剂量为 300mg/（kg·h），总剂量为 1.5mg/（kg·h），24h 最多 1.2g。

8.3 自动体外除颤器

院前除颤器的普及,尤其是公共场所可用的除颤器大大提高了 VF/pVT 的复苏成功率。在院前环境下，除颤器通常用于评估成年人的心脏节律和去除颤动。许多除颤器可以检测到各个年龄段儿童的 VF/pVF，在鉴别 "可电击复律心律" 和 "不可电击复律心律" 时有较高的灵敏度和特异度。如果自动体外除颤器 (automatic external defibrillator,AED) 是唯一的选择，可将其用于院前急救（最好准备适用于儿童的除颤板）。

这些设备具有儿童衰减垫，可将能量降至更适合儿童（1~8 岁）的水平 ，或者将总能量降至 50~80J 的导联。对于 1 岁以内的婴儿，推荐使用可以调整至适当电流的手动挡除颤器。然而，如果 AED 是唯一的除颤设备，可以考虑使用，尤其是带有儿童衰减垫的

AED。1 岁以内的婴儿除颤器选择顺序如下：

（1）手动除颤器。

（2）带剂量衰减垫的 AED。

（3）不带剂量衰减垫的 AED。

现在的除颤器使用双相模式。双相除颤器在较低的能量下能达到与传统的单相除颤器一样的效果，并且其比单相电流引起的心肌损害小。单相和双相除颤器都适用于儿童。

8.4　二氧化碳（CO_2）图

检测潮气末 CO_2（ET CO_2）可以帮助管理心脏停搏，只要操作者能够确定波形不显示的原因是肺动脉灌注差而不是置管错位。CPR 过程中的呼出气 CO_2 是 CPR 有效的有力证据，提示自主循环已恢复。肾上腺素会降低 CO_2 水平，而碳酸氢盐会升高 CO_2 的测量值。当 ET $CO_2 < 2kPa$（15mmHg）时应该引起注意，提示胸外心脏按压不充分。

8.5　氧气的使用

当条件允许时，产房外复苏推荐使用 100% 的氧气，但是应注意，一旦自主循环恢复，可能会因为高氧造成恢复组织的损伤。复苏成功后应测定脉搏氧以用于监测和调整氧浓度，经皮血氧饱和度应维持在 94%~98%。

8.6　低血糖

所有儿童，尤其是婴儿，当病情严重时可能会发生低血糖。应当监测患儿的血糖水平并谨慎纠正。重要的是预防高血糖症，以避免导致渗透性利尿。在动物模型中低血糖症和高血糖症都与心脏停搏的严重神经系统后遗症相关。

9　创伤性心脏停搏

创伤性心脏停搏（traumatic cardiorespiratory arrest，TCRA）不是无法存活的，文献中的存活率高达 25%。成功的救治要求快速、积极、协调。这也是院前创伤救治中最困难的部分。TCRA 的治疗措施不同于疾病引起的心脏停搏。

TCRA 的病因

· 缺氧（在头部创伤或气道阻塞中继发于原发性呼吸暂停）。

· 低血容量。

· 张力性气胸。

· 心脏压塞。

· 高位脊髓损伤。

在严重低心脏输出状态下识别心脏停搏很困难，但是治疗方法相同。心脏停搏的原因很难确定，可以参照表 7.26 中的处理流程。前 3 步需要在所有的 TCRA 中实施，如果

条件允许，应同时实施。完成前 3 步后，需要快速评估和考虑是否需要实施胸廓切开术（必须由经过相关培训的医生操作）。

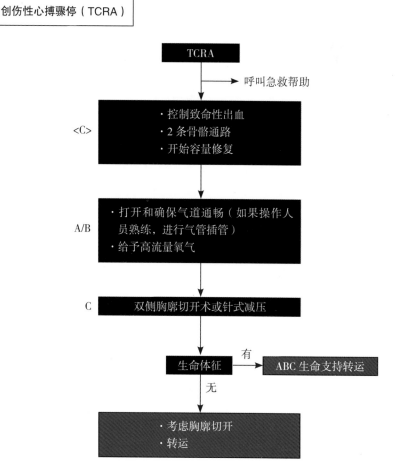

图 7.26　创伤性心脏停搏（TCRA）的处理流程

9.1　胸廓切开术

　　许多院前危重症救治团队需要掌握这项技术。儿童胸廓切开术的结局与成人类似，其在处理穿透性创伤所致心脏停搏中的作用毋庸置疑。胸廓切开术的目的是缓解心脏压塞，控制肺出血，或者闭塞降主动脉近端。

　　钝器伤或严重外周出血的胸廓切开术在成人中的应用越来越普遍，虽然儿科应用目前还不是很多，但有可能成为儿童创伤性心脏停搏可选择的治疗方法。

9.2　胸外心脏按压

　　胸外心脏按压可能对创伤性心脏停搏无效，反而会延误查找病因和治疗心脏停搏，因此，应待病因确定后再实施胸外心脏按压。

9.3 肾上腺素

肾上腺素虽然不是创伤性心脏停搏的推荐用药，但可用于逆转继发于高位脊髓损伤的交感神经张力降低。

10 新生儿复苏

10.1 背 景

不同于其他年龄组儿童的复苏，行新生儿复苏时救援者必须掌握相关的生理和病理知识。大多数新生儿可以建立正常的自主呼吸和循环功能。

健康足月儿出生后，在夹紧或者剪断脐带后的 60s 内建立第一次自主呼吸。夹紧脐带会导致新生儿缺氧，这是引发呼吸的主要刺激因素。物理刺激如冷空气或身体不适，可促进新生儿呼吸建立。由于新生儿刚出生时肺内充满液体，因此建立第一次呼吸非常重要。

分娩引起肺内分泌肺液的细胞停止分泌，并开始重吸收肺液。在阴道分娩中，由于子宫收缩，多至 35mL 的肺液从新生儿肺中排出。在健康新生儿中，第一次自主呼吸产生 $-100\sim-40cmH_2O$（$-13kPa\sim-3.9kPa$）的压力，使肺部在第一时间得到充气。该压力是后期肺部充满气体后呼吸所需压力的 10~15 倍，因为还必须克服充满气道的液体黏滞性，以及充满液体的肺部表面张力和胸廓、肺部、气道的弹性回缩力和阻力。有力的胸廓运动使液体从气道转移至淋巴系统。

急性缺氧导致新生儿机体缺氧。起初呼吸变得深快，如果呼吸不顺畅可能很快失去意识，组织缺氧加重可在 2~3min 内引起呼吸停止（原发性呼吸暂停）。在这种情况下新生儿会出现一系列的自主反射，即通过关闭除心脏、肺、大脑等重要器官外的循环来保存能量，继而发生心动过缓，但是通过外周血管收缩和增加心脏射血量可以维持血压。

原发性呼吸暂停的潜伏期后，随即出现脊髓性喘息，潜伏期可不同。这些深部的自发性喘息很容易与正常呼吸相鉴别，因为前者的频率为 6~12/min，并且引起所有呼吸肌在吸气相最大限度地做功。一段时间后该活动也会停止（终末呼吸暂停），并且最原始的脊髓反射消失。这些活动停止需要的时间在新生儿比婴幼儿长，大约需要 20min。

情况允许时，建议延迟结扎脐带以增加新生儿的血红蛋白浓度。一边给新生儿保暖，一边将脐带置于胎盘水平或其下，保持 1min。对于不健康的新生儿采用此方法的有效证据并不充分，对于需要复苏的新生儿应首先采取复苏措施。

10.2 寻找病因

足月的新生儿，皮肤呈粉红色，哭声和呼吸正常，心率 > 100/min。对所有新生儿都应该进行以下操作：

- 擦干（孕周 <32 周的新生儿，应用食品级保鲜膜包裹，条件允许时可提供辐射台

保暖，如果条件有限可用干毛巾包裹）。

- 对新生儿进行评估，同时尽可能保暖，这是转运到医院前的主要任务。
- 条件允许时应将新生儿抱给母亲（让其皮肤贴着母亲的皮肤，或者先将其放入塑料薄膜内，再贴着母亲的皮肤，这样可以维持新生儿的体温）。

情况不好的新生儿应根据以下原发性或继发性呼吸暂停的标准进行分类（表7.2）。

表7.2　新生儿评估

项目	健康	原发性呼吸困难	终末呼吸暂停
皮肤	粉红色	青紫	青紫/苍白
呼吸	规则	不规则或微弱	无
心率	120~150/min	>100/min	<100/min

10.3　处理措施

新生儿复苏的流程如下：

- 开放气道。
- 使肺部充满气体（肺复张式呼吸）。
- 建立呼吸。
- 胸外心脏按压。
- 使用药物（很少）。

对情况欠佳或生病的新生儿应该进行以下操作：

- 打开气道并清理干净。
- 使用面罩给予5次人工呼吸，优先使用空气。
- 初始复苏时禁止使用纯氧。
- 如果心率、呼吸无改善，尝试改变气道位置，或者调高吸气压，或者考虑是否存在口咽部气道梗阻。
- 如果患儿胸廓开始起伏，心率升高，保持30~40/min的通气（每30s再次评估），直到新生儿恢复自主呼吸。
- 必须用听诊器在患儿心前区听诊并再次评估心率，这种情况下脉搏并不可靠。

大部分新生儿仅仅改善通气即可有反应。如果新生儿对于通气改善反应不佳：

- 在新生儿的右上肢连接脉搏血氧检测仪（评估导管前动脉SpO_2或经皮SpO_2）。
- 如果SpO_2较上述低，可调整氧浓度来纠正。尽量使SpO_2低于95%，尤其是早产儿，因为高氧浓度有害。
- 如果患儿胸廓起伏良好，但是心率持续<60/min，应以3：1的按压/通气比开始胸外心脏按压。

可接受的导管前经皮血氧饱和度（SpO$_2$）
- 2min：60%
- 3min：70%
- 4min：80%
- 5min：85%
- 10min：90%

最佳的胸外心脏按压方式是双手环抱婴儿的拇指法（图 7.27）。将患儿的胸廓紧握在双手中，双手拇指可以按压胸骨下 1/3，即双侧乳头连线的假想线下方，其余 4 指放在患儿后背脊柱的位置。快速、稳定地按压，幅度超过胸廓前后径的 1/3。给予胸廓充分的通气时间以使胸廓膨胀和完全回弹。

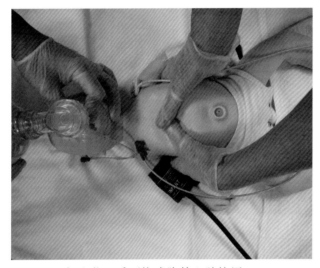

图 7.27　新生儿双手环抱式胸外心脏按压

每隔 30s 再次评估，如果心率无增加，考虑建立静脉通路和给予药物治疗。

不足 1/1 000 的婴儿需要用药。动物实验表明，肾上腺素和碳酸氢盐可能有效，但是在人体中没有随机对照试验证明某种药物能改善临床结局。

10.3.1　药物剂量

- 肾上腺素：首剂 10μg/kg，第二剂可加至 30μg/kg。
- 碳酸氢盐 1~2mg/kg。
- 10% 的葡萄糖 2.5mL/kg。

10.3.2　何时停止

如果持续 10min 未监测到心脏搏动，可以考虑停止 CPR。

停止 CPR 取决于心脏停搏的原因和其他因素，包括父母对患儿最终结果的接受程度。

10.4 注意事项：吸引和胎粪

● 没有证据表明分娩过程中胎粪吸引会改善胎粪吸入综合征的临床结果。

● 没有证据表明有活力的新生儿吸入被胎粪污染的羊水会引起后续的胎粪吸入综合征。

● 可以经口咽部和气管内吸引清除肺部塌陷患儿的胎粪，但是不能过多地吸引，因为显示其益处的证据不足。

● 没有证据支持或反对对没有胎粪吸入的患儿进行吸引操作，但是过多的操作可引起心动过缓。

新生儿复苏流程总结见图 7.28。

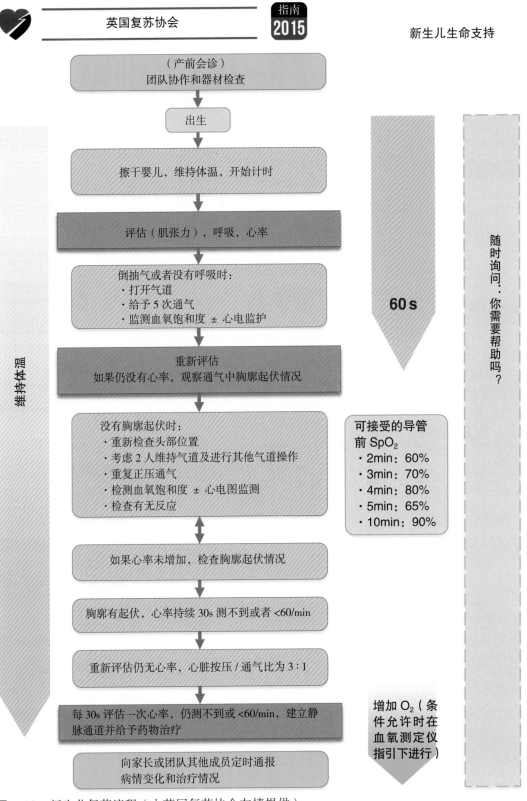

图 7.28 新生儿复苏流程（由英国复苏协会友情提供）

第 **8** 章

儿童死亡

学习目标

读完这一章，你能够：

▶ 确定处理儿童死亡时的重要因素。

▶ 掌握儿童死亡的处理方法。

▶ 确认处理儿童死亡过程中救援者的角色。

▶ 了解"不尝试复苏"的规则。

1 儿童猝死

即使采取了最佳的预防措施，应用了最有效的复苏方法，儿童仍会因为严重疾病和巨大创伤而死亡。猝死在婴幼儿和儿童的院外心脏停搏和突发意外的情况下（sudden unexpected death of infants and children, SUDIC）尤其多见。

所有参与院前急救的人都不得不面临处理儿童猝死的情况，这种情况下每一位工作人员都充满压力，因为除了要应对家长或照护者，他们还需要控制自己的情绪。在这方面，工作人员需要获得帮助，主要包括预先学习相关知识和事后咨询。

如今，在心肺复苏过程中父母在场已经是较普遍的做法，当然父母们有权力选择是否要在场。在理想的情况下，应当安排一名专业的医护人员专门负责支持和鼓励父母。但这在绝大部分院外情况下很难实现，因为只有一位救援者，无法做到负责复苏的同时宽慰父母。

如果儿童因为事故或意外伤害导致毁容或畸形，可以先不要让父母见孩子。但是父母通常可以接受严重的损伤，他们心中此时最重要的想法是和孩子在一起，握住他/她

Pre-Hospital Paediatric Life Support: A Practical Approach to Emergencies, Third Edition. Edited by Alan Charters, Hal Maxwell and Paul Reavley.

© 2017 John Wiley & Sons Ltd. Published 2017 by John Wiley & Sons Ltd.

的手，给予孩子最后的爱与安慰。许多父母事后会抱怨他们被医护人员过度保护，并且后悔没有陪孩子走完最后一程并同孩子道别。

如果儿童确定死亡，此时给予心肺复苏显然不恰当，应当尽快告知儿童的父母，告知时应当充满同情，无须委婉修饰，语言表达应当清楚明白。有时也可以握住父母的手或将手放在他们肩头来表达同情和支持。这种情况下进行明知可能是徒劳的复苏，并且在转运至医院的途中不间断复苏也是允许的，从而使在做出终止复苏的决定时，救援者和家长都能得到某种安慰。

大多数婴幼儿和儿童死亡是自然原因或意外事故造成的，偶尔也有溺婴或杀婴事件发生。应当仔细记录家中或者儿童被送到医院前所处的环境中发现的任何异常。对经常接到突发意外死亡消息的法医来说，这些信息对于他们展开调查可能非常有价值。

在大多数情况下，即使已经确诊儿童死亡，也应将其送往医院。从而使医院能够更好地了解事件的完整经过，开展死亡后调查，并对父母进行适当的心理疏导。应当通知医院预计到达的时间，并且评估是否进行心肺复苏。然而，死亡处理流程在不同地区之间或不同国家之间存在差异，应了解救援者所在的工作地点的相关医疗法规。

在运送已死亡患儿去医院的途中，应当遵循与转运存活患儿一样的原则。此时，父母更愿意抱着孩子，在复苏过程中也应允许父母在救护车中照看孩子。应确保父母二人或一方与亲戚、朋友之间可以互相支持。另外，救援者可以就实际问题给出建议，比如照看其他孩子，锁好房门，带好钥匙再去医院。救援者应做好应对父母出现的任何反应的准备，例如沉默、喊叫、麻木和哭泣，这些都是怀疑或知道儿童已经死亡或即将死亡时的正常反应。救援者应当时刻注意对儿童父母的言语，无心的一句话可能对其产生很大的长期影响。

救援者应当留意在处理死亡和丧亲过程中遇到的任何困难，并且最好在类似的情况再出现之前寻求帮助或咨询相关人员。英国大部分急救机构都有创伤风险管理从业人员（trauma risk management, TRiM），在处理儿童死亡等困难病例时可以进行简单的干预。

综上所述，对于儿童突然死亡家庭的处理原则如下。

儿童死亡家庭处理原则
· 展现关怀、友善和同情。
· 尽可能多花时间，以一种轻松的方式与家庭成员们在一起。
· 回答家庭成员们就儿童死亡提出的任何问题。
· 事后与同事们交流经历和感受。

---

2 儿童死亡后流程

每一个司法管辖区都有其具体的法律要求，通常将死亡的消息告知法医、警察或某一法定机构通常是必要的。警方或法医调查的要求，以及尸检和死因审理都将根据情况而有所不同。

根据明确的规程来处理儿童死亡可确保不遗漏流程或资料。应该遵循当地医院的指导原则。在英国，所有突发死亡病例中，都有由指定医生带领的多机构调查小组来报告和调查意外死亡事件的本地规章流程。

儿童死亡的处理流程

对儿童：

- 除非确定死亡，否则应当尝试心肺复苏。
- 用担架转运或让父母抱着儿童。
- 除非警方基于法律因素提出要求，否则通常应将儿童送往医院。
- 多用名字和恰当的性别来称呼儿童。
- 永远不要把儿童放在黑色的装尸袋中。

对父母：

- 情况允许时应向父母解释儿童已经死亡。
- 在去医院的途中如果父母希望与儿童待在一起，应允许。
- 实际情况允许时，可以让两名大人陪伴儿童。
- 向父母提出照料好其他儿童、锁好门、带好钥匙等建议。
- 保持用温和、从容、冷静与谨慎的语言与父母交流。
- 切记，在丧子 / 女的初期父母有任何反应都是正常的。

对救援者个人：

- 通知医院预计到达的时间，并评估是否需要进行心肺复苏。
- 注意在处理儿童死亡时可能遇到的任何困难，可预先寻求支持，也可以通过事后的医护人员会议获得帮助。

---

3 不进行心肺复苏的原则

对于少数已到疾病终末期的儿童来说，在家度过最后的时光可能对患儿和家人都更好。在这种情况下，心肺复苏是完全不必要的。为了避免混乱，当地最好有恰当的流程能够提醒医护团队患儿是临终患者，可以让医护人员们不再纠结是否需要继续复苏操作，因为此时进行这些操作可能不适宜，且可能会对儿童父母及照护者造成痛苦。虽然大多数情况下，父母们不太愿意叫救护车，但出现意外事件时，比如患儿身体不适或者在不熟悉的照护者的照料下病情恶化了，随时可能需要救援人员。

为了解决这一事件，预先写好"不尝试心肺复苏"的要求，可以避免混乱和痛苦。这一要求将由社区医生或儿童的健康顾问及其父母来签署，对于救护工作人员来说，这份文件具有权威性。随着越来越多的儿童和成人的照护者有这样的需求，医护人员应当了解这些要求的正式书写格式。

第 9 章

非重症儿童

学习目标

读完这一章，你能够：

▶ 了解该如何处理病情较轻的儿童。
▶ 了解一些常见但不严重的儿童疾病。

1 基本原则

儿童疾病评估对于儿科医生和非儿科医生来说都是挑战。应遵循以下基本原则：

（1）使用所有临床医生容易理解和公认的评估方法和指南对儿童进行评估。例如：

● 英国国家卫生和临床优化研究所（National institute for Health and Care Excellence，NICE）指南第 160 条为"5 岁以下儿童的发热：评估和早期管理（2013 年 5 月）"，见表 9.1。

● NICE 指南第 176 条为"头部受伤：评估及早期管理（2014 年 1 月）"。

● 英国胸科学会 / 苏格兰校际指南网络（Scottish Intercollegiate Guidelines Network，SIGN）快速参考指南 2014——英国哮喘管理指南（2014 年 10 月）。

（2）你不是独自应对，可以寻求有用的建议和支持。

（3）不要害怕或羞于与高年资医生讨论儿童的病情，或是害怕把儿童送到医院进行进一步评估。

（4）相信直觉——当患儿提供的治疗或做出的医疗决策表现出不安时切记逃避问题。

（5）把决定告知儿童的父母或照护者，解释时语言表达应清晰，条件允许时可提供书面资料。

Pre-Hospital Paediatric Life Support: A Practical Approach to Emergencies, Third Edition. Edited by Alan Charters, Hal Maxwell and Paul Reavley.

© 2017 John Wiley & Sons Ltd. Published 2017 by John Wiley & Sons Ltd.

表 9.1　识别严重疾病风险的"红绿灯"系统 *

	绿灯 – 低风险	黄灯 – 中风险	红灯 – 高风险
颜色（皮肤、口唇或舌）	·颜色正常	·父母或陪护人员诉皮肤苍白	苍白、花斑样、灰白色、发绀
活动能力	·对指令做出正常反应 ·保持清醒 / 反应敏捷 ·愉悦 / 微笑 ·哭声有力 / 不哭闹	·对指令反应不正常 ·不笑 ·需要很长时间才能唤醒 ·活动减少	·对指令无法做出反应 ·专业的医护人员可识别的病态 ·不清醒或不唤醒就无法保持清醒 ·微弱、高亢或连续的叫喊
呼吸系统		·鼻翼扇动 ·呼吸急促 —年龄 6~12 个月，呼吸频率 >50/min —年龄 >12 个月，呼吸频率 >40/min ·在空气中 SpO_2 ≤ 95% ·肺部啰音	·打呼噜 ·呼吸急促： —呼吸频率 >60/min ·中度或重度胸壁凹陷
循环及血容量	·皮肤、眼睛正常 ·黏膜湿润	·心动过速： —年龄 <12 个月，心率 >160/min —年龄 12~24 个月，心率 >150/min —年龄 2~5 岁，心率 >140/min ·毛细血管再充盈时间 ≥ 3s ·黏膜干燥 ·婴儿喂养不良 ·尿量减少	皮肤干瘪
其他	·无黄灯或红灯中的症状或体征	·3~6 个月，体温 ≥ 39℃ ·发热时间 ≥ 5d ·躯体僵直 ·肢体或关节肿胀 ·肢体无法承重 / 手、足不能活动	·年龄 <3 个月，体温 ≥ 38℃ ·非灼伤性皮疹 ·前囟膨隆 ·颈项强直 ·癫痫持续状态 ·局灶性神经系统体征 ·局灶性发作

* 交通灯表应与"发热儿童调查和初步管理指南"中的建议结合使用（经 NICE 许可，摘自 National Institute for Health and Care Excellence. CG160 Fever in Under 5's: Assessment and Early Management. Manchester: NICE, 2013. Available from www.nice.org.uk/CG160）

（6）制定一套"安全网"规章，包含需要进一步检查 / 入院的情况。明确说明何时需要进一步行医疗检查，条件允许时应签署书面证明材料。具体内容如下：

- 已经出现不适症状。
- 经口进食不良 / 喂养不良。
- 嗜睡 / 烦躁。
- 出现了非灼伤性皮疹。
- 父母或照护者觉得患儿情况较初诊时差或病情无改善。
- 父母或照护者比初诊时更担心。
- 发烧持续 5d 以上。
- 父母或照护者身体虚弱，或担心他们无法继续照顾患儿。

当做出儿童无严重疾病或无须入院的决定后，门诊医生随后需要给出进一步的诊疗计划，这可能比做出让儿童入院的决定更具挑战性。

2 如何处理

本书不是一本综合性的儿科课本，而是对需要帮助的照护者就如何处理患儿提供实用的建议。下面将介绍一些儿童常见的情况和疾病，并附带一些注释。当然，问题列表并非详尽无遗，解决方案也不尽善尽美。而且，一些患较常见疾病的儿童也需要住院，评估病情不太严重的儿童比救治有生命危险的儿童可能需要做出更多的判断。

特别需要注意的是：

- 父母或照护者的焦虑程度、经验和成熟度。这会受到照护者自己、其朋友和家庭以往经验以及其他因素的影响，例如可获得的支持及建议。
- 距离医院或救助点的距离。
- 儿童复查的便捷途径。在某些情况下可以通过电话复查，但通常仅适用于对患儿及其照护者有一定的了解，或以前见过和评估过该儿童的情况。
- 社会环境，包括其他儿童等。
- 既往病史。
- 存在慢性病（见第 10 章）。
- 具有这种或其他疾病的既往医疗经验，包括作为医疗保健专业人士的经验，以及对儿童父母或照护者的经验。
- 此次患病过程中寻求帮助的次数。如果第二次见到同一个儿童，应了解其发生了什么变化或者错过了什么——可能错过了患儿或父母（或照护者）的经历。
- 如果第三次见到同一个儿童，就要认真考虑，是否需要收入院进一步诊治。
- 就诊时间是白天还是夜晚。

• 医护人员的信心和经验。

表9.2 提供了无严重疾病儿童的常见症状和体征，以及这些情况的治疗和处理措施。也有一些症状是危险信号，即指向更严重的情况，应该考虑进一步处理。1 面小红旗指应该考虑是否存在某种潜在的慢性疾病，表示对于这些儿童来说，一些相对轻的症状可能也很难处理，例如轻度上呼吸道感染可能危及肌肉萎缩症患儿的生命。

表 9.2 无需住院的常见儿童疾病及治疗

疾病	症状	体征	诊疗计划	处理方法	危险信号
上呼吸道感染	·咳嗽 ·畏寒 ·咽痛 ·鼻塞 ·发热、全身不适 ·食欲缺乏	·咽喉发炎 ·流涕、鼻塞 ·呼吸音清晰	·对症治疗	·家庭护理	·消瘦或经口进食不良 ·尿少或浸湿尿布比正常儿童少
结膜炎	·眼睛酸痛 ·视力正常	·结膜轻度发炎 ·有时有脓性分泌物	·良好的眼卫生 ·给予抗生素滴眼液	·家庭护理	·眼痛 ·眼球运动疼痛 ·视力下降
鼻、耳、喉异物	·肉眼可见耳内或鼻内异物 ·异物消失 ·窒息 ·持续咳嗽	·可见异物 ·可能有喘鸣 ·如果有单侧鼻腔或耳道分泌物也要考虑	·可以移除，如果无法移除，咨询相关专家	·异物移除后可以在家中护理，否则需要找急诊或专科医生处理	·疼痛 ·呼吸窘迫 ·喘鸣 ·哮鸣音 ·咳嗽
扁桃体炎	·鼻塞 ·全身不适 ·颈部疼痛 ·吞咽困难	·扁桃体肿胀发炎 ·淋巴结病 ·可能发热 ·可能有渗出物	·轻度，对症治疗，否则应用抗生素并对症治疗	·遵医嘱在家中护理，如果出现上呼吸道杂音，及时复诊	·扁桃体红肿 ·经口摄入不足 ·高调喘鸣
出牙	·疼痛	·牙萌出	·对症治疗	·家庭护理	
中耳炎	·疼痛	·耳鼓炎（合并穿孔） ·可能发热	·对症治疗；如果非常严重或鼓膜穿孔，用抗生素	·家庭护理 ·如果感染复发或严重，或鼓膜穿孔，应考虑非紧急转诊	·乳突疼痛 ·耳部蜂窝织炎

（续）表 9.2

疾病	症状	体征	诊疗计划	处理方法	危险信号
发热 发热是一种体征，而不是一种诊断，必须要寻找发热的病因	· 燥热 · 进食/水差	· 不同病因有不同表现	排除以下严重的病因： · 严重脓毒症 · 脑膜炎 · 脑膜炎球菌性败血症 · 阑尾炎 · 泌尿系统感染 对症治疗，病因不明确时不要给予抗生素	· 家庭护理 · 如果原因不明确或有潜在重症风险，应考虑医院就诊	· 如表 9.1 所示
喉炎（轻症）情绪烦躁或活动时出现症状，但休息时症状消失	· 犬吠样咳嗽 · 咳嗽 · 气促	· 犬吠样咳嗽 · 可能有轻微喘鸣 · 儿童不虚弱 · 可能有轻微发热	· 雾化吸入布地奈德或口服地塞米松/可溶性泼尼松龙	· 遵医嘱在家护理，如果病情恶化应及时寻求帮助	· 呼吸窘迫征象 · 脓毒症征象
哮喘（轻症）	· 喘鸣，咳嗽 · 可能为上呼吸道感染	· 双侧哮鸣音 · 通气良好 · 轻度呼吸急促 · 儿童不虚弱	· 调整支气管扩张剂的剂量——多剂量法，即通过雾化器吸入10次喷雾剂 · 是否会正确使用雾化器 · 口服（可溶性）泼尼松龙	· 家庭护理	· 严重或危及生命的哮喘（见第5章）
毛细支气管炎（轻症）	· 上呼吸道疾病伴相应症状 · 肺部喘鸣 · 咳嗽	· 儿童不虚弱 · 轻度呼吸急促 · 轻度发热可能 · 双侧细湿啰音和哮鸣音	· 对症治疗	· 遵医嘱在家护理，如果病情恶化，应及时寻求帮助	· 进食减少 · 脱水 · 苍白/发绀 · 呼吸窘迫 · 呼吸暂停
水痘（不复杂）	· 轻微荨麻疹症状 · 皮疹	· 成群的大水疱样皮疹，躯干部更明显 · 轻度发热可能	· 对症治疗	· 家庭护理	· 第二次发热（继发感染） · 蜂窝织炎

（续）表 9.2

疾病	症状	体征	诊疗计划	处理方法	危险信号
疥疮	• 痒疹	• 瘙痒丘疹，可能比成人更普遍，有一定"分布轨迹"	• 非急症转诊	• 家庭护理及非急症转诊	
脓疱病	• 结痂性皮疹	• 黄色/金色结痂，弥漫性皮疹 • 可能有全身不适	• 除非抗生素皮试过敏，应全身应用抗生素	• 家庭护理 • 给予减少向其他家庭成员传播的建议	• 脓毒症症象
癫痫患儿发作次数增加	癫痫患儿发作次数增加		• 寻找影响因素，最近药物剂量的变化，停止服用药物，药物吸收不良（如胃肠不适）或任何明显的原因，如果没有找到原因，必要时可考虑求助于社区医生或医院	• 如果不容易控制，以及发作频率增加不能控制，可考虑求助于社区医生	• 非典型特征 • 发热 • 皮疹 • 不缓解
腹泻	需要描述有无大便鲜血，大便性状，大便量	• 无腹部异常 • 无脱水迹象 • 无其他感染迹象 • 可能轻微发热	• 鼓励清水摄入 • 排除隐匿性感染和脱水 • 对非常不舒服或有血性腹泻的患儿予以治疗 • 排除其他腹部疾病	• 家庭护理；如果没有改善则由社区医生跟进	• 摄入不足 • 脱水
呕吐 注意呕吐可能是单纯病毒性疾病的结果，但也可能是更严重疾病的症状	频繁呕吐 有无出血？能否进清洁流食	• 无脱水 • 无其他感染迹象	• 排除腹部或其他严重疾病 • 如果能耐受清洁流食，鼓励多进食清洁流食，直到病情改善，之后改为固体食物 • 考虑脓毒症	• 家庭护理，除非出现危险信号	• 胆汁、绿色呕出物 • 不适感、脱水、典型不能病理反应表现缓解 • 血肿

（续）表 9.2

疾病	症状	体征	诊疗计划	处理方法	危险信号
热性惊厥	• 发热，小儿有热性惊厥史 • 年龄6个月至6岁	• 仔细寻找感染灶并明确病因	• 发现感染源，针对性治疗，如发现严重原因，应到医院就诊 • 测血糖	• 单纯热性惊厥在家护理即可，除非出现危险信号	• 第一次发作 • 发热病因未明确 • 24h内发作>1次 • 癫痫持续发作 • 癫痫发作后 • 局灶性癫痫发作
泌尿系感染	• 尿痛 • 尿频 • 小便失禁	• 尿液分析阳性 • 腹部压痛 • 脓毒症	• 口服抗生素 • 尿液细胞学培养 • 社区随访	• 社区就诊 • 如果出现危险信号到医院就诊 • 如果病情复发或出现非典型感染，应进行二级转诊	• 腰背痛 • 脓毒症表现
头痛	• 考虑有头痛发作 • 颅内压增高症状	寻找以下征象： • 脓毒症 • 脑膜炎	• 单纯镇痛	• 如果持续头痛，应社区随访 • 如果出现危险信号应转诊	• 突然发作 • 持久 • 畏光 • 颈项强直 • 特殊体位 • 呕吐 • 视觉丧失/改变 • 局部神经症状 • 晨起加重 • 视盘水肿

第 **10** 章

儿童慢性疾病

学习目标

读完这一章，你能够：

▶ 掌握如何利用家属和患儿对病情的认识使他们参与到疾病管理中。

▶ 学会解决可能遇到的儿童慢性疾病相关问题。

1 引 言

现在越来越多的儿童经过救治后存活下来，而在以前儿童出现这些情况很难幸存。复杂的症状需要复杂的护理措施，而这些护理依赖于现代医疗技术和药理学的普及。儿童父母或照护者对于某种特定疾病及其治疗的认知可能已经超越了大部分临床医生。

这些家庭不仅对急救知识有巨大的需求，而且充满了担忧和压力，他们会使院前救援人员面临更大的挑战。除非他们能记住一些简单的急救原则，否则对卫生专业人员而言，抢救任务会相当艰巨。这些家庭和院前救援人员可以按照以下指南实现更好的协作，从而提高儿童的救治效果。

1.1 父 母

（1）倾听患儿父母的话。他们或许比你更了解患儿的急症，一定不要忽视父母的建议，应向医院阐明这些情况。

（2）询问他们是否对于患儿的病情有全面的了解或是否有医院的急救方案。

（3）询问他们是否有专科护士或其他紧急情况下可以求助的人。

（4）复苏的一般步骤是 ABC，如果患儿父母或者其他书面文件不建议实施 ABC 急救，此时切记，当不确定该做什么时应紧急联系医院或专业人士。

Pre-Hospital Paediatric Life Support: A Practical Approach to Emergencies, Third Edition. Edited by Alan Charters, Hal Maxwell and Paul Reavley.

© 2017 John Wiley & Sons Ltd. Published 2017 by John Wiley & Sons Ltd.

（5）需要注意，父母可能非常了解患儿长期存在的问题，但是患儿也可能出现与其他儿童相似的问题，因此，患儿父母不一定比其他人更了解看似"正常"的情况。当他们看起来很专业时反而容易忽略细微的异常。救援人员需要询问父母患儿今天看起来有何不同。

（6）患儿父母会出现一些不安的表情，他们害怕失去自己的孩子，因为日夜照顾孩子已经筋疲力尽，可能不能自如地处理眼前的情况。或许很多次他们被告知孩子有可能在某些特殊情况下抢救无效，但事实上最后都存活下来了。如果以前从未出现过这种情况，那么此次让父母相信孩子生命受到了威胁非常难。因此，救援者应采用充满爱心且专业的沟通方式。

（7）父母不想让救援者伤害孩子。如果父母建议可以选择某条静脉扎针，应该采纳他们的建议。其他操作也是如此，或许他们已经目睹了很多次类似的过程。

1.2 儿 童

（1）如果儿童成长过程中一直生病，那么他们在很小的时候就善于处理疾病。

（2）和父母一样，患儿比一些医生更了解自己的病情，对于自己的情况可能也有敏锐的社会认知。然而，他们的眼界与年龄密切相关。这在某种程度上与他们的同龄群体和社会交往也有关，他们在知识和兴趣上的偏好也会与同龄人相似。一个幼儿可能会告诉你他能吃什么和不能吃什么，但是他们不一定能够独立或在同伴影响下知道如果打破规则会发生什么事，因此相对容易管理。相比而言，尽管青少年具有相对较为成熟的认知或理解能力，但他们往往想要打破规则。

某些情况或许非常少见，甚至儿科医生也不曾听说过。不知道或没有听过并不丢脸，例如向患儿父母询问"X综合征".究竟是什么病，这对患儿能否得到最好的治疗非常重要。他们或许可以提供一些信息，至少会告诉你患儿的主治医生是谁。鼓励患儿父母找专科医生提供一些紧急情况的救援方法，以及患儿病情的简要概述。

2 可能遇到的一些复杂病例

2.1 先天性心脏病

先天性心脏病患儿可能会突然出现循环衰竭或休克，缺氧或呼吸衰竭。异常情况有时非常复杂，也许会突然出现肺循环或体循环供血不足。动脉导管（胎儿时期肺动脉与主动脉间的正常血流通道）在出生后一段时间保持开放是为了让儿童在某些严重的异常情况下维持正常血供。最终关闭可能会暴露出一些前所未知的威胁生命的问题（可能发生在几周龄时）。患儿会突然出现严重且无法解释的循环衰竭，立即被转运至儿科急救中心，通过治疗或许能够挽救生命。最主要的鉴别诊断是败血症。应遵循休克的救治原则进行救治，并且紧急转运。

如果一例有心脏疾病的儿童出现了发绀或低血氧饱和度，应向其父母询问患儿的正常血氧饱和度水平，他们会提供信息。如果血氧饱和度低于该数值，则应给予吸氧。

对心脏病患儿应该谨慎给予静脉输液，液体输注速度不能超过 5mL/kg，并且要持续评估输液后反应。如果病情恶化，即使程度轻微，都应该停止静脉输液。

先天性心脏病患儿的临床血管状态很难评估，如果有任何疑问，应转到 II 级护理机构进行更加详细的检查和评估。

2.2　肿　瘤

癌症，尤其是白血病在儿童中并不少见，即使接受积极治疗，例如化疗，患儿也可能突然在家中发病。大多数白血病患儿都留有中心静脉导管用于定期静脉治疗。和成年人一样，白血病儿童也会产生严重的免疫抑制。因此接受化疗的患儿一旦出现发热，应去医院就诊并检测血液中白细胞计数，以排除粒细胞减少性败血症。父母通常会在家中观察患儿的症状，并且能够直接联系专业医护人员或肿瘤中心获取有关儿童肿瘤方面的建议。化疗或放疗患儿也会发生其他并发症，父母需要严格警惕这些并发症。

并不是所有儿童都感染过某种病毒或接种过抗该病毒的疫苗，例如水痘或麻疹，鉴于肿瘤患儿本身的免疫抑制状态，这些病毒引起的疾病可能是致命的。一旦患儿发生这些病毒感染，应立即转为专科治疗，以便在必要时可以尽早获得免疫球蛋白治疗。

2.3　器官移植

在英国，肝脏、肾脏、心脏及心 – 肺联合移植比较常见。抗排斥药物可能会产生严重的免疫抑制，一般采取与肿瘤患者相同的预防措施。某些抗排斥药物还会与一些十分"普通"的日常治疗药物发生不良反应（例如环孢菌素和红霉素）。

器官移植儿童只能接受熟知抗排异药物相互作用的医生开具的药物处方，安全起见，最好查看英国儿童处方规定的最新相关信息，并向专业药师咨询。

2.4　肾脏疾病

肾脏疾病患儿，包括接受透析治疗的患儿，有时也会产生严重的免疫抑制。此类患儿治疗过程中的问题和注意事项已经在上文进行了介绍。

透析疗法中会遇到的问题见表 10.1。

肾脏疾病患儿也许需要特殊饮食，需要严格限制液体量或大量补液。

需要经常透析的患儿在临近透析时间时血中尿素氮、肌酐及钾的含量都会升高。当这些患儿发生某些急性疾病时，肾脏功能会突然恶化，尤其是高钾血症可能会变成威胁生命的急症。心电图可能也会显示一些急性改变，例如 QRS 波增宽，T 波高尖。

肾脏疾病儿童可能会突然并发高血压，包括高血压脑病或抽搐。

任何用于复苏的液体都应该严格按照患儿的反应计算，应使用可以稳定患儿的最小剂量（按 5mL/kg 分次输入，并持续观察液体输入后患儿的反应）。

肾脏疾病患儿出现呼吸困难很有可能是液体量过多引起的肺水肿所致，这是一种终末期前症状。此类患儿应立即给予吸氧而不是补液，除非明确呼吸困难不是由于液体量过多引起。专业人员的建议可提高帮助。

2.5　机械通气和接受气管插管的患儿

在英国，很多由于中枢神经系统问题或神经肌肉疾病在家中接受机械通气治疗的儿童通常有气管插管。一些存在上气道问题的患儿也需要气管插管，例如新生儿 ICU 中由于喉软骨发育不良需要长期机械通气的患儿。急诊气管插管患儿的护理见表 10.1。

患儿病情恶化的几种情况：

- 设备故障。

- 下呼吸道感染。

- 气管切开部位梗阻或移位。

- 分泌物堵塞或下气道塌陷。

只有接受过专业训练的人员才能调试呼吸机，因此应由经过专业训练的人员陪伴患儿。

2.6　糖尿病酮症酸中毒

儿童血液中胰岛素不足时不能正常分解代谢糖，机体会通过代谢率较低的替代途径分解糖，将导致产生过多酮体及酸性物质蓄积。高血糖会导致渗透性利尿进而导致脱水，该过程快速发生时会导致休克，因为血管内的液体也会快速丢失。因此，新诊断的、血糖控制不良的糖尿病患儿通常会出现口渴、多尿或体重下降，最终发展为嗜睡。血中酸性物质蓄积非常严重时患儿将会产生呼吸代偿，最明显的症状就是呼吸急促。糖尿病酮症酸中毒患儿的院前复苏并不常见，但是当患儿感到非常困倦时应该给予吸氧，如果有休克表现，应当立即处理休克。

> 注意：糖尿病酮症酸中毒患儿的静脉补液速度一定要慢，因为这些患儿非常容易发生脑水肿。应在 24~48h 内纠正脱水症状。如果患儿发生了休克，那么液体输注速度应该为 5mL/kg，并且需要定期评估。

- 给予高浓度氧气并监测血氧饱和度（SpO_2）。

- 建立静脉通道，但是理想状态是暂时不补液，除非患儿出现休克或长时间没有得到专科治疗。

- 如果发生休克，应静脉给予 5mL/kg 生理盐水。

- 在转入医院的过程中应持续评估病情，必要时寻求专业人员的建议。

- 进一步输液应当在医院进行，以使患儿获得最佳的监护。
- 记录患儿的院前补液量非常重要，到医院后应及时告知医生。

> 注意：患儿抵达医院后才能给予胰岛素治疗。

2.7 镰状细胞危象

2.7.1 简 介

镰状红细胞病是一种偶发的临床"危象"事件。血管堵塞危象最常见，当异常红细胞堵塞小血管时就会发生，并可引起组织缺血。其他危象包括超溶血危象，急性胸部综合征，血液黏滞危象（大量的血液滞留在肝脏、脾脏，引起严重的贫血和低血压），以及再生障碍危象。参与或调节镰状细胞危象的因素至今尚不明确，但是感染、缺氧、脱水、酸中毒、压力及冷刺激可能具有重要作用。

2.7.2 治 疗

- 氧疗。
- 补液。
- 胃肠外吗啡缓解疼痛。
- 转运至医院。

2.8 囊性纤维化

囊性纤维化是一种遗传性疾病，主要引起肺损伤和胃肠道吸收不良。常见呼吸系统并发症，包括肺部感染。患儿通常需要给予抗生素、吸入药物或补充消化酶治疗。最常见的临床表现是慢性呼吸道疾病急性加重，患儿自己通常有应对方法，如果经常出现呼吸道异常菌定植，应当获取专业人士的建议。

治疗方法是按既定方案或败血症进行治疗，即吸氧和补液，必要时给予抗生素。

2.9 代谢紊乱

儿童代谢性疾病也很常见，被称为先天性代谢异常（inborn error of metabolism，IEM）。这种疾病非常复杂，IEM患儿一旦突然出现不适，应立即向专业团队寻求帮助。最有可能的临床表现是低血糖、代谢性酸中毒和其他症状，部分患儿父母可能有急性疾病救护策略。IEM患儿或急性病患儿都应该检测血糖，并在入院前纠正低血糖或治疗休克（见第5章）。除非护理计划中明确规定的安全情况，否则应将所有IEM和急性疾病患儿转移到医院进行持续评估。

3　设备或故障排除案例

随着医疗技术的发展，越来越多的儿童在家中就可以依赖现有的医疗设备或器械存活，这些医疗设备在以前可能闻所未闻。然而，和其他设备一样，这些机器和管道也会出现故障，可能需要院前救援人员对这种紧急情况提供帮助。

常用的家用医疗设备紧急故障处理方案见表 10.1。

表 10.1　家用医疗设备紧急故障及解决方案

设备	功能	故障	解决方案	处置和紧迫性
气管插管	上气道阻塞时可以用来开放气道	·阻塞	·确定气管插管无移位 ·从有孔的导管上取下塞子 ·抽吸管中分泌物（如果抽吸不起作用，应塞好管子的密封塞） ·移除气管插管并更换新导管 ·通气以确认位置正确且导管畅通	·立即赶往现场，除非故障可以快速解决，否则应寻求专家意见或安排入院
家用呼吸机	提供长期的呼吸支持	·设备故障 ·氧供损耗 ·电量损耗	·用带阀门的气囊面罩手动通气并补充氧气 ·如果没有经过专业训练不要试图再次启用机器	·立即转入医院
脑室－腹腔（心房）分流术	由于阻塞，排出障碍时用来引流脑脊液	·阻塞：颅内压增高的信号（易激惹、异常哭闹、前囟膨出） ·感染：脑膜炎的典型信号（持续发热）		·转入医院，如果意识水平降低应给予吸氧和呼吸支持 ·转入医院，初步检查及 ABC 管理
中央静脉导管	建立静脉通路： ·给药或采血 ·血液透析 ·肠外营养	·出血：导致空气栓塞 ·导管断裂 ·导管部位感染	·按压明显出血部位 ·检查确认帽盖正确拧紧 ·将夹钳置于每一个洞或孔下方 ·评估是否有败血症	·现场 ·流血控制后转运至医院 ·发生空气栓塞的管理： —用生理盐水浸润的敷料覆盖 —吸入 100% 的纯氧

（续）表 10.1

设备	功能	故障	解决方案	处置和紧迫性
鼻（口）饲管	经鼻或口置入导管，用于进行肠内营养、给药或补液	· 移位 – 脱出 · 可能引起移位的因素包括咳嗽等	· 如果接受过专业培训可以替换 · 如果接受过专业培训可检查导管位置 · 如果有呼吸窘迫征象，不要使用导管	· 如果没有接受过专业训练，应将患儿转给经过培训可以更换导管的人员 · 如果不能继续进行管饲，监测患儿血糖 · 如果没有接受过培训，按上述方法进行转运 · 如果不能继续管饲，监测患儿血糖
胃造口术——著名的PEG（经皮肠内造瘘）	提供营养等，直接经腹壁进入胃内	· 移位 · 阻塞 · 瘘口部位感染	· 用敷料覆盖瘘口 · 情况允许时按照护理人员的指导解除阻塞 · 根据儿童护理计划清洁感染部位	· 立即（非急诊）转入合适的医院 · 如果解除阻塞失败，应转入合适的医院 · 联系患儿的专科医生进行评估 · 如果患儿情况非常差，应转入医院
腹膜透析导管	允许液体从腹膜进出进行透析的导管	· 腹膜炎：透析液浑浊，腹痛 · 可能是其他全身败血症症状，包括器官衰竭 · 断开连接或塞子脱落 · 管子脱出(少见)或渗液	· 按照ABC原则处理并进行初步检查。如果需要可以给予吸氧 · 如果需要液体复苏，液体速度为5mL/kg，直至循环稳定。切忌液体量过大 · 条件允许时应遵循护理计划。如果条件不允许，尽可能采用无菌方式去掉塞子或覆盖物 · 用清洁敷料覆盖插管部位	· 联系并转入医院，紧迫性取决于患儿的病情 · 联系并安排入院 · 联系医院并安排转入
尿道或耻骨上导管	从膀胱排泄尿液（经腹壁耻骨上插管）	· 导管脱出 · 导管部位感染（耻骨上）	· 如果是耻骨上，覆盖导管部位 · 如果经过培训直接解除阻塞，采用无菌技术通过生理盐水冲管	· 与胃造口术相同 · 联系医院并安排转入 · 如果没有解决，联系医院并紧急入院 · 与胃造口术相同

第11章

儿童保护

学习目标

读完这一章，你能够：

▶ 区分虐待和忽视的诊断方法。

▶ 掌握保护儿童的方法。

▶ 了解其他相关部门的职能。

1 引 言

1.1 儿童保护条例和准则

1989 年《联合国儿童权利公约》制定了一系列条例和准则以确保在任何情况下，儿童都能受到保护。这些法案同样适用于未满 18 岁青少年的医疗救助。在英国，未出生的胎儿也受到上述公约的保护。

- 公约第 3 条，任何影响到儿童个人或整个群体的决策都应该以儿童获得最大利益作为首要的考虑条件。
- 公约第 9 条，儿童有权利不被带离他们的父母和监护人，除非离开父母或监护人对孩子最好。
- 公约第 12 条，强烈建议健康方面的专家在采取有可能影响儿童未来的决策时要征求当事儿童的意见。
- 公约第 19 条，应该采取司法、行政、社会及教育等手段来保护儿童远离各种身体或心理上的暴力、伤害、虐待（包括性虐待）及冷暴力等。

Pre-Hospital Paediatric Life Support: A Practical Approach to Emergencies, Third Edition. Edited by Alan Charters, Hal Maxwell and Paul Reavley.

© 2017 John Wiley & Sons Ltd. Published 2017 by John Wiley & Sons Ltd.

> · 公约第 37 条，没有一个儿童应该被折磨或被施予其他残忍、不人道（inhuman）或羞辱性的对待或惩罚。

2012 年世界卫生组织（WHO）的统计数据显示，全球有 54 581 名儿童死于故意伤害，平均每天 150 名。英国 TARN 数据统计显示，2 岁以下儿童中有 10% 会因非意外（故意）伤害而受伤。儿童暴力发生在各个国家以及社会的不同角落。

本章节将介绍如何处理儿童受虐及在极端条件下被忽视的一般原则，包括识别、紧急干预和分送其他机构等。健康专家们应该从国际组织处寻求针对当前环境和背景的指导意见和法律细则。

> · 保障儿童安全是每个人的责任。当你怀疑一名儿童正在遭受或遭受过虐待，不论从法律角度还是专业角度，你都有义务采取措施。对儿童的保护应该优先于保密原则。
> · 虐待应该作为一个常规鉴别诊断来考虑（虐待的排除诊断很容易，但是考虑不到就容易遗漏）。
> · 入院前的照片是全面评估儿童情况的一个重要组成部分，将会指导临床医生在治疗过程中进行决策。准确的安全保障决策有赖于将碎片化的信息加以整合。

院前健康顾问将会联系：

- 被成年人或其他儿童虐待过的儿童。
- 虐待过其他儿童的儿童。
- 童年时曾被虐待过的成年人。

当评估和治疗其他患者时，救援者还会和在场的儿童沟通。应考虑到这些儿童可能会有安全保障的要求，所以不管是否为患者，院前健康顾问必须保持警觉性，判断在场的儿童是否有被虐待或者忽视的迹象。

现有儿童虐待分类见表 11.1。

1.2　疑似遭受虐待

每个受伤的儿童都要考虑到被虐待的可能性。虐待儿童发生在所有社会经济学群体中，可能虐待儿童的父母一般具有以下特征：

- 父母与孩子的相处中看不到爱和关心。
- 父母小时候被虐待过。
- 父母年轻、单身、没有生活来源或者只是代理家长。
- 存在学习困难的父母。
- 有一段糟糕或者不稳定情感经历的父母。
- 有家庭暴力、药物依赖或酗酒的家长。
- 有心理疾病或人格缺陷的父母。

表 11.1　儿童虐待分类

分类	具体内容
忽视	儿童身体或心理上的需求长期得不到满足会对其健康和发育造成伤害。孕期的忽视通常见于母亲滥用药物。出生后，家长或照护者对儿童的忽视表现如下： · 不能提供足够的食物、衣服和遮风挡雨的地方（包括在家受排挤或被遗弃）。 · 无法保护儿童远离身体或心理伤害与危险。 · 无法确保充分的监督（包括雇佣不负责任的照护者）。 · 无法确保儿童接受适当的医疗照护和治疗，包括对其基本心理需求不闻不问。
身体上的虐待	包括殴打、摇晃、抛丢、下毒、灼烧、烫伤、淹溺、憋气等伤害儿童身体的方式。身体上的伤害也会因父母或者照护者伪造儿童的症状或者故意让儿童生病而暴露
性虐待	包括强迫或者引诱儿童或青少年参与性行为，或者卷入不必要的严重暴力活动，不管儿童是否明白自己正在做的事。这些活动包括身体接触，如侵入性的性侵（强奸或口交），非侵入性的性侵（手淫、亲吻、抚摸或者在衣服外面触碰）；以及非接触性的活动，比如让儿童观看或者参与色情图片的拍摄、观看性活动场面、诱导儿童不恰当地做出性感的动作甚至将儿童打扮成准备被虐待的样子（包括通过网络）。性虐待的实施者不仅有成年男性，女性甚至儿童都有可能实施
情感虐待	长期的情感虐待会对儿童的情感发育造成严重和持续的不良作用。会让儿童觉得自己没有任何价值、不被爱护，或者只有在迎合他人的情况下才会被珍视。情感虐待包括不给儿童机会表达自己的意见，故意冷落儿童，或者嘲笑儿童所说的话及与他人的交流方式等。可以表现为不断地施加与年龄不符的不恰当的期待值，包括儿童能力范围之外的社交、过度保护、限制儿童探索和学习、阻止儿童参与正常的社交。让儿童看到或听到他人被虐待。会让儿童感到恐惧和危险的严重暴力（包括网络暴力）。剥削或者腐蚀儿童。情感虐待可以单独出现，有些程度的情感虐待也可以和其他虐待伴随出现

容易遭受虐待的儿童一般具有以下特征：

● 早熟。

● 在新生儿时期与父母分开或者没有建立良好的情感联系。

● 有身体缺陷或智力缺陷。

● 行为障碍。

● 与他人难以相处。

● 过了尿床年龄依然尿床。

● 多动和注意力缺陷。

● 长时间无法安抚的尖叫和哭泣。

2　识别儿童虐待和忽视

前文提到过，救援者应该经常将虐待作为一个潜在的鉴别诊断，虽然很容易排除，但是考虑不到就容易漏诊。在儿科急诊中遇到以下情况时应该想到虐待的可能：

- 窒息性事件：憋闷、悬吊。

- 硬膜下出血。

- 中毒和其他诱发性疾病（如败血症）。

- 腹部脏器破裂。

- 颈椎受伤。

- 肋骨和长骨骨折。

- 溺水。

- 烧伤。

另外，当遇到以下情况时，也要高度怀疑儿童受到虐待。

儿童身体上受虐待的表现

- 头部损伤：骨折，颅内损伤。通常表现为紧急的、危及生命的事件，伴有呼吸困难或呼吸暂停；也可表现为颅内压增高，主要症状有进食困难、呕吐、嗜睡或抽搐。

- 长骨骨折：伴随多处伤痕的单发性骨折，或者处于不同恢复阶段的多发性骨折，也可能没有挫伤或软组织损伤；也可能是骨骺端、干骺端骨折，通常表现为多发性。

- 肋骨断裂和脊柱损伤。

- 内部脏器受损，如肠管破裂。

- 灼伤和烫伤：烫伤后的手套／袜套征，是接触灼伤后留下的印记。

- 冷伤害：低体温，冻伤。

- 中毒：药物或家中的其他物品。

- 窒息。

- 割伤和瘀伤：表现为手印、棍棒印、鞭子印、皮带印、咬痕等。

- 不明显部位的擦伤。

- 不能自由活动的婴儿身上的瘀斑。

- 突发心力衰竭的婴儿。

儿童遭受性虐待的表现

- 孩子主动告知。

- 目击者揭发。

- 因为孩子的行为方式或行为改变而被第三方怀疑。这些行为包括：没有安全感，害怕男性，睡眠障碍，情绪变化，在家易暴怒和发脾气；焦虑，绝望，退缩，心事重重；与同龄人关系差；说谎，偷盗，纵火；逃学，饮食不规律，如厌食或暴饮暴食；惧怕社交；有自杀倾向，服毒，自残，药物滥用，酗酒；无法解释来源的金钱；与性相关的行为，如画色情图片；在谈话、玩耍或画画时表现出对成人性行为的了解；明显的性行为；乱交。

- 一些症状如肛门酸痛，有阴道分泌物，青春期前的孩子出现阴道流血，存在直肠出血或阴茎发炎时护理人员应考虑到是由于遭受到性侵害所致。

- 出现以上表现和（或）体征（例如，无法解释的会阴撕裂或挫伤，处女膜破裂或会阴部位疣状赘生物），而医生是第一个想到性虐待可能的人。
- 大便失禁或者重新出现遗尿。
- 性传播疾病。
- 女孩怀孕后却不愿意说出孩子的父亲是谁，甚至不愿意给一个查找范围，比如男朋友或者某个普通朋友。
- 与小于 13 岁的孩子发生性行为是非法的，由此怀孕也意味着这个孩子受到了虐待。
- 女性生殖器被损毁（female genital mutilation, FGM）。

儿童被忽视的表现

- 严重且长期的感染，如疥疮或头虱。
- 严重的牙科疾病。
- 儿童的衣服或鞋袜总是不合适（如与季节不相符或尺寸不合适）。
- 儿童身上总是有异味，或者很脏，特别是在一天中不大可能有异味或变脏的时间段（例如早上）。
- 多次看到或者听说某个家庭的卫生状况很糟糕，影响儿童健康。
- 家庭环境不适合儿童的成长或者影响到其安全和身心健康。有时候很难区分被忽视和物质缺乏。因此，需要综合考虑父母或照护者的能力，能否满足儿童对食物、衣物和住宿的需求，有时也可参考相同职业背景下的其他父母是如何满足儿童这些方面需求的。
- 儿童被遗弃。
- 非器质性病变导致的生长发育不良。
- 经常缺席对儿童的成长和身心健康十分必要的活动。
- 父母或者照护者未能遵医嘱对儿童进行必要的治疗。
- 当儿童的身心健康受到损害时，父母或照护者未带其就医。
- 照护不到位导致儿童受伤。

　　区分有意忽视还是物质缺乏比较困难。因此，需要综合考虑到家长或照护者的能力是否能满足儿童对食物、衣物和住宿的需求，有时也可参考相同职业背景下的其他家长是如何满足儿童这些方面需求的。同样，有些家长需要额外的支持，例如那些有学习困难、过于年轻及不合群的家长。不管是有意还是无意，被忽视的儿童都需要看护。

　　在采集病史或检查时还需要注意以下几个方面：

- 延迟寻求医疗救助或者根本不去。
- 有关"意外"的解释很含糊，缺乏细节，每次说法都不同。真正的事故往往有生动的叙述，听起来很逼真。
- 对事故的解释与伤势不匹配，或者父母和照护者的说法不一致。

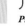
- 儿童所受的伤与其所处的发育阶段不符，自己不可能导致类似的伤害；或者与造成该伤害的儿童所处的发育阶段不符（不是这个阶段儿童能做到的）。
- 父母的反应很反常。记录下每一个对你来说不寻常的细节。
- 父母的行为可疑。他们有可能会变得充满敌意，反驳还未说出的可能指控，或者在健康顾问到达之前就离开。
- 儿童的表现以及与父母的互动很反常。他也许看起来很悲伤、退缩或恐惧。能明显看出来其成长并不健康。儿童表现出的完全"冰冻样"的警觉是长期不断重复的身体和心理上的虐待导致的最终结果。

其他安全方面的担忧
- 酗酒和滥用药物。
- 故意自残。
- 高风险的性行为。

---

3 评 估

对所有儿童的评估均须遵循 <C>ABCDE 标准及完整的医疗评估系统。

在任何情况下父母都必须知情同意，除非在严重危及儿童生命的情况下。承担抚养责任的成年人必须签署知情同意书，也可以由儿童本人签署，前提是已经到达法定年龄。当合理的知情同意书无法征得同意或被拒绝时，社会照护者可能需要取得法院文书。这就需要依据国家法律、政策和规范等，作为医务工作者，必须熟知与临床实际相关的国家规范。

3.1 医疗评估细节：病史

任何医疗评估都需要采集完整的病史。当儿童被虐待或被忽视是鉴别诊断时，需要考虑到一些特别的情况。

- 意外相关的全部细节都应当从儿童和其照护者处了解到。如果社工和警察已经和儿童交流过，也可以从他们那里获取信息，尤其是涉及性侵时。不断重复细节会让儿童感到很厌烦，有可能导致证据被破坏。
- 在采集与胃肠道相关的病史时，一定要询问有关排便、便秘、直肠疼痛及直肠出血等方面的信息。
- 在采集与泌尿生殖系统相关的病史时，一定要询问有关遗尿、阴道出血、阴道分泌物，甚至在合适的情况下，也应询问月经初潮、月经周期、卫生保护措施及先前的性交史等。
- 个人史的采集首先是采集母亲的怀孕、生产史，以及新生儿期及后续发育阶段的标志性事件；然后是免疫接种的细节、用药史（包括酒精及街头可获得的毒品／药品）

及过敏史。

- 询问过去曾患疾病和受伤史，记录到医院的具体时间和在家庭医生处做手术的时间。需要获得过去的医疗记录并提取相关信息。
- 标准的家族史应包括亲生父母的信息，以及所有共同居住者和日常照护者如亲戚、保姆等的信息。
- 应该联想到父母的疾病，特别是心理疾病。
- 应该多挖掘家庭虐待的可能性。
- 获取兄弟姐妹及表 / 堂兄弟姐妹的姓名、年龄和病史。
- 比较重要的家族性疾病包括可遗传的皮肤病、肌肉骨骼疾病和血液病等。
- 询问家庭是否配备有特定的社区儿科医生或社工，并提供社区儿科医生、社工或者主要社工的姓名

救援者一定要保持客观性和职业敏感性，记录在场的人及他们与儿童的关系，询问时采取开放性问题，尽量避免带有导向性的问题。完整、实时的记录在所有安全保障阶段都是必需的。

后续应该向社会看护或急救团队获取一些额外的信息。他们可能会告诉你该儿童或家中其他儿童是否参与了现在或之前的安全保障计划，并且了解他们能否提供关键工作人员的姓名。

3.2 体格检查

对儿童进行体格检查时应保证有一个合适的同伴在场，一般病史采集结束后就开始。在这个阶段，院前医护人员可以观察儿童的反应，其和父母及其他在场人员的关系，以及其他行为问题等。如果儿童对检查表现出迟疑，可以给他玩具或听诊器。不应在违背儿童意愿的情况下进行体格检查，因为这也算是一种侵犯。

3.3 一般评估

- 院前环境的评估包括其他家庭成员及在场的非家庭成员。
- 从头到脚的查体。
- 儿童的卫生状况、穿着等信息的一般评估。
- 院前记录中要记录所有的创伤。
- 评估儿童的生长发育水平及与照护者的互动情况。

当怀疑儿童受到虐待或忽视时，最好能给其做一个从头到脚的充分评估。如果因为环境或忙于院前转运而无法做到，可在入院后完成评估。将因为各种原因受限而未完成的检查记录下来，确保将这些记录交给接诊的临床医生。

3.4　性虐待相关检查

- 此类检查应该由有足够资质和能力的医生来完成。
- 此类检查最好不要由负责院前救治的医务人员来完成，除非明确有严重的损伤需要立即治疗。
- 如果有严重的侵害，则需要法医检查，通常是儿科医生和法医一起完成检查。

4　初期处理和治疗

当儿童有危及生命的四肢或视力伤害时，应立即开始治疗。完成医学评估后诊断一般就明确了，但大多数情况下都需要考虑到一个鉴别诊断，即虐待。

面对儿童创伤时，救援者需要考虑到以下几个问题：

- 关于受伤的叙述是否与看到的受伤类型相符（例如，"从楼梯上摔下来"和腹部瘀伤）？

- 所受的伤与儿童的年龄是否相符（例如：1 个月大的婴儿"从床上滚下来"）？

- 父母或者照护者是否本来可以提前防范意外的发生（例如，刚学会走路的儿童没有人看护被烧伤）？

- 父母或照护者是否本该在意外发生后采取一些措施来减轻伤害或提高医疗质量（例如，受伤后没有得到及时的救护）？

当诊断或者鉴别诊断是某种类型的儿童虐待时，处理决策包括以下几个方面：

- 儿童的创伤治疗是否需要住院评估？

- 儿童回家是否安全？

- 如果儿童需要受到保护以远离家中的施虐者，该怎么做呢？

- 家中的其他人，包括兄弟姐妹需要怎样的支持或者保护？ 如果一个儿童遭受伤害，那么也要考虑到家中的其他儿童可能受到的威胁。

5　对儿童有安全方面的担忧时，应该做些什么

就像对待其他患者一样，对此类儿童首先要做的是针对创伤或疾病进行紧急救治。如果需要住院评估，应在病情允许的情况下转运儿童，但首先要把上文提到的事发现场和关键因素记录下来，这些信息对于随后的救治也许会很重要。一到医院，应将记录的关于安全方面的担忧告诉接诊医生，只要有这些信息，无论是否有安全方面的考虑，都必须进行入院后评估，医院可以就此与其他必要机构进行交流。

务必填写"造成问题的原因"表格或类似的关于安全保障的报告。入院后可能会再次填写，但是这些会使评估更加完整。

在院前环境中评估儿童是否需要安全保障可能有难度。如果医生不能完全排除忽视和虐待，可以向以下人员寻求帮助和建议：

- 社区儿科医生。
- 社工。
- 警察。
- 急诊部。

无论任何时候，只要感觉儿童可能受到伤害，就应立即报警。

当怀疑有儿童被虐待或忽视时，需要不同部门一起讨论，以确认虐待已经发生，且存在持续的伤害。对此虽然不同国家的做法不同，但是在任何情况下都包括"决定是否必须将儿童带到安全的地方"，或者评估"继续待在当前的环境是否安全"。

当认为虐待和忽视发生的可能性很大时，则需要多组织机构一起讨论和评估，这些机构或人员包括社会关怀部门、卫生部门和警察。一个独立但需同时进行的步骤是，警察需要考虑是否有必要和可以进行犯罪相关的调查；但是在大多数情况下，警察不会开展完整的犯罪调查。而是否需要进行完整的犯罪调查要根据国家法律、政策和规范确定。

儿童保护需要家庭、社工、警察、医务工作者及教育工作者等各方面人员的共同合作。这种多机构合作的目的是确保决策时能考虑周全。特定的决策需要专家来制定，例如，只有医生可以决定骨折后的治疗方案，只有警察能决定以何种罪名起诉侵犯儿童者。不管怎样，考虑到儿童及其家庭的权益，要尽量避免片面的决策。

健康专家在与其他专业人员交流信息时可能会有一些顾虑，因为从伦理角度考虑有保密协议。在英国，全国医学总会（General Medical Council, 2012）给出了以下建议：

要申请获得分享信息的知情同意，必须有强制性的理由。如果涉及公共利益或者法律允许，信息可以在没有知情同意的情况下分享。如果信息分享延迟会让儿童面临受到伤害的风险，不应为了获取知情同意而延误救治。

关于获取知情同意不同国家的政策不同，必须结合自己国家的实际情况来做出决定。

6 法医学问题

健康专家必须熟知与他们工作相关的法医学知识。这要根据不同的行医领域来具体讨论。通常情况下主要包含以下几个方面。

- 需要获得法院的许可完成的任务：
  - 紧急情况下的保护。
  - 儿童评估。
  - 住宅检查。

　　—警方保护。

　　—同意进行查体。

　　在一些涉及犯罪分子或家事法庭的情况下，会要求健康专家提供书面意见或者出庭作证。

6.1　声　明

　　声明的目的是给法庭提供有关儿童的医疗评估是详细且切实的陈述，而不是个人的主观意见。主要内容包括详细记录涉及人员，以及观察到的情况和发现。在没有要求的情况下，不应该记录他人提供的信息。很多情况下起诉人希望声明包含所有信息，但是没有明确事实依据的传闻在呈递给法庭前会被删除。

　　声明属于专业性文件。书写时需要使用清晰、通俗易懂的语言。要尽量避免使用专业词汇，如果必须使用，需要在词汇后面进行恰当的解释。因为大部分声明是为了起诉做准备，所以通常会提供一个打印好的声明表格。书写声明的标准顺序如下。

　　声明要按照法律要求的格式书写。根据数据保护指南，临床医生要保留一份已上交声明的副本。

声明的建议内容和书写顺序

- 全名，姓氏要大写。
- 资历。
- 职业。
- 儿童姓名。
- 接触儿童的日期、时间和地点。
- 在场人员姓名。
- 相关的详细病史。
- 体格检查的详细情况。
- 给予的治疗措施。
- 基于以上发现所得出的结论（如果是作为专家证词）。
- 与儿童接触结束的时间。
- 书写此报告的时间。

　　声明的每一页都必须在页面的最下方签名，最后一页必须在内容结束部分的下一行签名。所有的修改都必须用大写字母（指英文）。记得保留一份声明的复印件。

6.2　提交证据

　　向法庭提交证据时衣着要正式，提前到法庭，带上所有与案件相关的笔记。开庭前一天把所有需要的资料回顾一遍，包括报告。如果法官允许，也可以参考即时记录信息。充分的准备有助于在大脑中呈现整个事件，从而能更快地找到需要的信息。

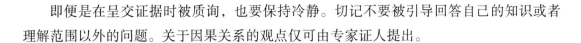

即便是在呈交证据时被质询，也要保持冷静。切记不要被引导回答自己的知识或者理解范围以外的问题。关于因果关系的观点仅可由专家证人提出。

7 结 论

- 保障儿童安全是每个人的责任。

- 如果怀疑儿童正在或者已经被虐待，你有义务报告和求助。

- 要始终把虐待当作一个潜在的鉴别诊断——一般很快就能排除，但是如果没有考虑到，就很容易遗漏。

第12章

儿童疼痛管理

学习目标

读完这一章，你能够：

▶ 识别和量化儿童疼痛等级。

▶ 学会治疗疼痛的方法。

▶ 学会常用镇痛药物和给药途径。

1 引 言

在外伤儿童的管理中，良好的疼痛控制是首要和基本标准。医生的目标应该是尽快控制疼痛。止痛可减少心动过速和出血，减轻患儿痛苦，使其情绪更平静，更容易合作。实现这一目标的首要步骤是识别，能时刻预见可能的疼痛，警惕所有疼痛迹象。其次，救援者应全面了解院前急救所有的相关机构和路线。本书附录中列举了完整的用药剂量信息，这些信息不能取代当地的用药指南和政策，在英国，所有的药物剂量都应该核查最新的《英国国家儿童处方集》（*British National Formulary for Children*，*BNFC*）。

2 评 估

所有受伤儿童都需要定期记录疼痛评分，无论是镇痛前还是镇痛后。条件允许时优先记录儿童自己描述的疼痛。当被询问时，年长的儿童能够给出疼痛评分，但对于较年幼的儿童，医生需要使用适当的疼痛评估工具，并结合疼痛的生理和行为反应进行客观评估。此类工具有许多，但是大多数适用于术后或围手术期，没有在院前环境中得到验证。适用于急性疼痛或急诊科的两种疼痛评估工具是适用于所有年龄段儿童的 Alder Hey

Pre-Hospital Paediatric Life Support: A Practical Approach to Emergencies, Third Edition. Edited by Alan Charters, Hal Maxwell and Paul Reavley.

© 2017 John Wiley & Sons Ltd. Published 2017 by John Wiley & Sons Ltd.

疼痛评分量表（表 12.1）和疼痛颜色量表（图 12.1）。其他常用工具包括疼痛脸谱图和疼痛阶梯图（图 12.2），Wong-Baker 面部表情疼痛量表（图 12.3）和 FLACC 行为疼痛评估量表（表 12.2）。医生必须记住，疼痛的行为反应因人而异，没有行为反应并不表示没有疼痛。同样，我们绝不能想当然地认为儿童的实际疼痛比他描述得轻。

表 12.1 Alder Hey 疼痛评分量表

反应	0 分	1 分	2 分
哭泣 / 声音	没有抱怨 / 哭泣 正常谈话	可安慰 不说消极的话	不可安慰 倾诉痛苦
面部表情	正常	痛苦表情 <50% 的时间	痛苦表情 >50% 的时间
姿势	正常	激惹 / 多动 / 少动	戒备 / 紧张
运动	正常	减少或不安	不能活动或剧烈扭动
肤色	正常	苍白	非常苍白 / "青紫色"

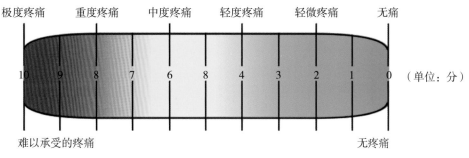

极度疼痛　重度疼痛　中度疼痛　轻度疼痛　轻微疼痛　无痛

10　9　8　7　6　8　4　3　2　1　0　（单位：分）

难以承受的疼痛　　　　　　　　　　　　　无疼痛

图 12.1　疼痛颜色量表

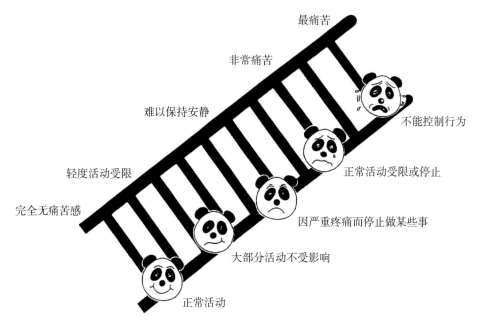

最痛苦

非常痛苦

难以保持安静

不能控制行为

轻度活动受限

正常活动受限或停止

完全无痛苦感

因严重疼痛而停止做某些事

大部分活动不受影响

正常活动

图 12.2　疼痛脸谱图和疼痛阶梯图

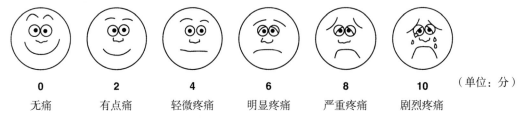

| 0 | 2 | 4 | 6 | 8 | 10 | （单位：分） |
| 无痛 | 有点痛 | 轻微疼痛 | 明显疼痛 | 严重疼痛 | 剧烈疼痛 | |

图 12.3　Wong-Baker 面部表情疼痛量表 [资料来源：Wong-Baker FACES Foundation （2015）. Wong Baker FACES® Pain Rating Scale. Retrieved Jan 2017。经许可摘自 Wong-Baker FACES Foundation http://www. WongBakerFACES.org]

表 12.2　行为疼痛评估（FLACC）量表

反应	0分	1分	2分
面部表情	无奇怪表情或可以微笑	偶尔面部扭曲或皱眉，孤僻，淡漠	下颌频繁颤动，牙关紧咬
下肢表现	正常姿势或放松	不安，不放松，紧张	踢腿或缩腿
活动	安静平躺，正常体位，活动自如	蠕动，来回移动，紧张	弓形，僵硬或抽搐
哭闹	无哭闹（清醒或入睡）	呻吟或呜咽，偶尔抱怨	持续哭闹、尖叫或呜咽，频繁抱怨
可否被安抚	可满足，放松下来	通过接触、拥抱或交谈可安抚，易转移对疼痛的注意力	难以安慰或安抚

3　镇　痛

3.1　口服药物

即使已经使用肠外途径镇痛，所有疼痛儿童应尽可能给予口服镇痛药物。一旦肠外给药的药效逐渐消失，或者患儿已经包裹好（无法再次肠外给药），早期口服给药可获得更持久的镇痛效果。口服镇痛药物通常非常有效，包括布洛芬、对乙酰氨基酚和阿片类药物。

所有年龄 <12 岁的儿童，12~18 岁的扁桃体或腺样体切除术后有睡眠呼吸暂停病史的儿童禁用可待因。可待因的替代品是二氢可待因、口服吗啡溶液和曲马多（表12.3）。

3.2　直肠给药

直肠给药是烦躁或呕吐婴儿有效的镇痛途径。对乙酰氨基酚和双氯芬酸均可通过直肠途径给药。

3.3　静脉给药

　　静脉注射阿片类药物仍然是控制严重疼痛的金标准。然而，静脉通路可能难以建立，并且会给儿童带来痛苦，还有可能导致难以接受的救治延迟。大多数儿童可以使用其他可供选择的途径来控制疼痛。适用于静脉给药的止痛药包括对乙酰氨基酚、吗啡、芬太尼和氯胺酮（表 12.3）。

表 12.3　镇痛药剂量

药物	途径 *	剂量	注意事项
对乙酰氨基酚	口服 直肠 静脉	15mg/kg（最大剂量 1g），每天 4 次 15mg/kg（最大剂量 1g），每天 4 次 >10kg：15mg/kg（最大剂量 1g），每天 4 次 <10kg：7.5mg/kg，每天 4 次 [最大剂量 30mg/（kg·d）]	检查该药是否由护理人员管理
布洛芬	仅口服	5mg/kg（最大剂量 400mg），每天 3 次	可加重哮喘。避免用于肾脏疾病、胃溃疡和出血性疾病
双氯芬酸	口服 直肠	1mg/kg（最大剂量 50mg），每天 3 次 1mg/kg（最大剂量 50mg），每天 3 次	可加重哮喘。避免用于肾脏疾病、胃溃疡和出血性疾病
可待因	仅口服	1mg/kg（最大剂量 60mg），每天 4 次	禁忌证见表注△
曲马多	口服 静脉	1mg/kg（最大剂量 50mg），每天 4 次 1mg/kg（最大剂量 50mg），每天 4 次	5- 羟色胺能副作用
硫酸吗啡	仅口服	1~3 个月：每 4h 50~100μg/kg 3~6 个月：每 4h 100~150μg/kg 6~12 个月：每 4h 100~200μg/kg >1 岁：每 4h 200~300μg/kg	呼吸和中枢神经系统抑制，恶心，呕吐
24%~33% 的蔗糖 25%~50% 的葡萄糖（注释见表下）	仅舌上含化	0~1 个月，1mL 1~18 个月，1~2mL 在过程中以小剂量递增	蔗糖 / 果糖不耐受或葡萄糖半乳糖吸收不良
吗啡	仅静脉	50~200μg/kg，静脉镇痛	呼吸和中枢神经系统抑制，恶心，呕吐
芬太尼	静脉 鼻内	0.25~1μg/kg 静脉镇痛 1μg/kg 雾化吸入鼻内	呼吸和中枢神经系统抑制，恶心、呕吐 如果剂量 >0.4mL，分鼻孔吸入

药物	途径*	剂量	注意事项
二醋吗啡	鼻内	见表 12.4	呼吸和中枢神经系统抑制，恶心，呕吐
氯胺酮（镇静镇痛）	静脉 肌内 鼻内	0.25~0.5mg/kg 2~4mg/kg 3mg/kg	烦躁不安 考虑小剂量苯二氮䓬类药物

* 静脉应用剂量也适用于骨髓内途径
△可待因目前禁用于所有年龄 <12 岁的儿童以及扁桃体或腺样体切除术后有睡眠呼吸暂停病史的 12~18 岁儿童。可待因的替代品是二氢可待因、口服吗啡溶液和曲马多
口服蔗糖的方法：
· 制定口服蔗糖 / 葡萄糖量的表格（表 12.3）；
· 在开始前 2min 给予约总量 1/4 的蔗糖，直接放在舌上；
· 条件允许时给小婴儿提供奶嘴，可以帮助其保持平静；
· 其余蔗糖在整个操作过程中逐渐给完；
· 镇痛效果可持续 5~8min，如果无效或疼痛进展，可给予作用更强的长效镇痛药。

3.4 骨髓腔内给药

如果骨髓腔通路可用，可以以相同剂量应用所有静脉注射镇痛药物。

3.5 肌内给药

肌内注射氯胺酮是一种快速有效的止痛途径，特别适用于非常痛苦、又难以建立静脉通路的烧伤患者。虽然氯胺酮分别有止痛、镇静和麻醉剂量可供参考，但实际上这些剂量很难区分。儿童使用氯胺酮可能会发生意识改变，因此镇痛过程中应当使用适当的设备进行监测，并遵守安全要求。

在儿童休克状态下肌内途径的镇痛效果不理想，尤其不适用肌内注射阿片类药物镇痛。

3.6 鼻内给药

氯胺酮、芬太尼和二氢吗啡均可经鼻黏膜吸收。这是一种非常有效且快速的镇痛途径。二氢吗啡在英国急诊部常用于建立静脉通路前烧伤和骨折初期镇痛。最初的试验在 1998 年进行，没有重大不良影响事件报告，患儿有非常好的耐受性。需要低剂量给药，体积超过 0.4mL 应分鼻孔给药。当剂量 >0.4mL 时疗效可能会降低，因为这种情况下更多的药物被吞咽，而不是经黏膜吸收。应使用 1mL 注射器和黏膜雾化器装置（mucosal atomiser device, MAD）给药。芬太尼是一种合适的备选药物，在澳大利亚等不应用二氢吗啡的国家广泛应用。鼻内应用吗啡剂量详见表 12.4。

表 12.4 鼻内应用吗啡剂量表（10mg 盐酸二氢吗啡）

体重（kg）	添加生理盐水量（mL）	注意事项
15	1.3	· 估计体重或称量到误差 5kg 以内
20	1.0	· 加入相应体重特异性体积的 0.9% 氯化钠
25	0.8	· 抽出 0.2mL 配好的溶液
30	0.7	· 用黏膜雾化器一次吸入 0.1mg/kg 二氢吗啡
35	0.6	
40	0.5	
50	0.4	
60	0.3	

[摘自 Wilson JA, Kendall JM, Cornelius P. Intranasal diamorphine for paediatric analgesia: assessment of safety and efficacy. J Accid Emerg Med, 1997,14（2）:70–72.]

3.7 吸入给药

学龄及以上的年龄较大的儿童能够使用吸入镇痛剂,如一氧化二氮和氧气的混合剂。一旦一氧化二氮发挥部分镇痛或镇静作用，儿童会更加合作，医生就可以建立静脉通路，例如包扎或用夹板固定伤口，从而可以进一步缓解疼痛。因为一氧化二氮会扩散到胸腔内并使其扩张，所以在有气胸时不要使用一氧化二氮。

3.8 周围神经阻滞

儿童院前神经阻滞的应用范围有限，但也是有用的，特别是在股骨骨折时，股神经阻滞或髂筋膜室阻滞可以极好地控制疼痛。合适的做法是在超声引导下进行，而非盲目操作。对于任何周围神经阻滞操作，操作者都必须经过训练并且有临床实践经验。

3.9 非药物镇痛

"魔术绷带"的作用不可低估。痛苦中的儿童需要安抚和安慰。伤口敷料可减少疼痛，特别是烧伤，应该用透明薄膜包扎，以防止受伤区域的气流刺激。商业冷却敷料也可用于烧伤管理。覆盖伤口也能减少外观带来的心理影响，帮助患儿平静下来。

四肢伤口应固定、抬高或放置在医用牵引带中。因为容易发生移动，所以携带适当的夹板装置在牵引和转运过程中特别重要。具有延展性、真空和有牵引功能的夹板可以完成大多数创伤和骨折的固定。切记在固定肢体前和之后定期检查神经血管状态。

3.10 蔗糖 / 葡萄糖

口服甜味剂可以作为婴儿的温和镇痛药。对新生儿最有效，对于 18 个月及以下儿童的镇痛和镇静也有一定效果。

适应证

当其他安慰措施失败时，蔗糖仅用于减轻短暂、轻微及操作带来的疼痛，例如插管和焦虑的短期管理。蔗糖的镇痛作用仅持续几分钟，因此不适用于持续疼痛或痛苦的处理。如果疼痛超过轻微程度，不能使用蔗糖代替其他镇痛剂。

对于婴幼儿也可以采用以下措施减轻痛苦：

- 如果条件允许且婴儿能吸吮，可以使用母乳喂养或给予非营养性吸吮。
- 完全或部分用襁褓包裹。
- 减少有害刺激和过度刺激，例如噪音和照明。
- 与父母或照护者接触和拥抱。
- 尽可能支持 6 个月以上婴儿维持直立姿势。
- 对年龄较大的婴儿，可以用玩具、音乐等分散其注意力。

4 Alder Hey 疼痛评分量表注释说明

哭泣 / 声音

0 分：儿童虽然可能安静、不哭闹，但也需要适当照护或注意周围环境。

1 分：儿童哭闹，但可以安慰或分散注意力，或者过于安静，对照护者做出消极的反应。直接提问时会说"痛"。

2 分：儿童无法安慰，哭泣和（或）持续喊疼。

面部表情

0 分：正常表达和情绪反应。

1 分：少于 50% 的时间出现短暂的表达疼痛 / 痛苦。

2 分：大于 50% 的时间出现持续的面部表情表明疼痛 / 痛苦。

痛苦表情：张开嘴，嘴角向后拉，前额和眉毛之间皱起，眼睛闭合，眼角处有皱纹。

姿 势

与儿童受伤部位的行为有关。

0 分：正常。

1 分：表现出对受累区域的过度反应，例如触摸、摩擦、指向、退缩或跛行。

2 分：受影响的区域保持紧张和防御状态，不愿意被碰触，不能称体重。

运　动

与儿童如何移动全身有关。

0 分：正常。

1 分：运动减少或表现出不安或不舒服。

2 分：动作异常，要么静止，要么僵硬，或者因痛苦 / 颤抖而扭动。

面　色

0 分：正常。

1 分：苍白。

2 分：非常苍白甚至"发青"；极度苍白——恶心或晕倒时的面部表现。

第 **13** 章

儿童疾病分诊

学习目标

读完这一章，你能够：
▶ 了解院前疾病分诊的重要性。
▶ 掌握儿童疾病分诊系统。

1 定 义

分诊是根据不同疾病的轻、重、缓、急给患儿安排就诊和治疗顺序的过程。

分诊通常适用于重大意外事件或创伤，但在潜在伤亡人数或类型超过即时资源时也可应用。因此，一名救援人员在一所房子中同时面对两个需要救治的儿童时，也应进行快速分诊，快速分辨哪一个需要优先处理，并明确需要哪些额外的资源协助。

分诊是一个动态过程，在疏散链的每一个环节都需要反复进行，这非常重要。如果儿童有任何临床病情变化，优先处理顺序可能发生改变。因此，分诊过程可以看作对重症或受伤儿童识别过程的扩展。

按以下原则分配治疗优先级：

- 优先级 1（红色）：需要立即进行挽救生命的治疗。
- 优先级 2（黄色）：2~4h 内需要紧急确定性治疗。
- 优先级 3（绿色）：治疗时间可以延迟 4h 以上。

非常重要的是，在多人受伤的情况下，救援者千万不能试图预测患儿的病情将会如何发展。这会不可避免地导致过度分诊，以及优先级 1 和优先级 2 的伤亡人数不成比例。

另外，进行分诊评估时，无论进行急诊评估的人员是救援人员还是儿科医生，都应

Pre-Hospital Paediatric Life Support: A Practical Approach to Emergencies, Third Edition. Edited by Alan Charters, Hal Maxwell and Paul Reavley.

© 2017 John Wiley & Sons Ltd. Published 2017 by John Wiley & Sons Ltd.

快速、安全且可重复地做出决策。

2 重伤儿童分诊

最近一项历时 30 多年的回顾性研究显示，英国每年平均发生重大事件 3~4 次，最多 11 次。有证据表明，大多数重大事件均涉及一部分儿童，而且部分事件以儿童为主或仅涉及儿童。

有两种方法可以处理涉及儿童受伤的事件。一些人主张应该给予儿童最高优先权（优先级 1，立即处理），因为每一个儿童都有一定程度的依赖性。这种想法可以理解，但也存在一些儿科医疗资源不合理使用的情况，使真正需要救治的患儿存在得不到救治的风险。此外，对于为什么儿童就要优先于一个更加严重的成年人接受治疗，这很难给出合理的解释。当遇到仅涉及儿童的受伤事件时，这种决策方法也变得非常不合适，例如一辆校车发生碰撞事故，如果所有受伤的儿童都被赋予救治优先权，或许会导致受伤最严重的儿童延误抢救。

另一种方法是与生病或受伤的成年人一样，根据儿童的临床需要进行排序。

2.1 分诊方式

外伤的分诊可以按解剖学、生理学或两者兼顾的方式来进行。按解剖学方式分诊是根据体格检查中明确的损伤来确定优先治疗顺序。这种方法本身就存在一些问题：

- 患儿必须脱掉所有的衣物，这不仅非常浪费时间，而且在院外很难实施。
- 不同救援人员的分诊结果不同，这取决于他们的临床经验。
- 仅靠体格检查，一些危及生命的情况可能会被漏诊，例如，检查腹部仅能发现 35% 的腹腔积血病例。

按照生理学方式评估损伤程度非常简单、快速，而且在不同的观察者之间具有可重复性。这种方式的主要缺点如下：

- 多数参考成人生理参数的评估会导致儿童过度分诊。
- 损伤早期，机体会产生生理代偿，导致分诊不准确。

采用两者结合的分诊方式，可以参考临床经验按生理学决定分诊优先级，当分诊者的临床经验不同时，这种方法也会产生不一致的分诊结果。

院外首选生理学方式评估分诊确定优先级。初始分诊采用一个简单的方案，即众所周知的分诊筛。当儿童处于一个较为安全的环境，如医院急诊部，或在发生重大事件时的临时伤员处理站，就需要更详细的评估来进行分诊排序。这时可以使用例如收缩压和格拉斯哥昏迷评分法来获得更多的临床和生理学信息，再次进行优先级评估。

2.2 分诊筛

分诊筛是英国（平民和军人）和澳大利亚广泛应用的生理分诊系统。优先类别与一般使用的 T1、T2 和 T3 类别直接相关。这种方法使用了一种简单的流程来评估活力，然后快速评估 < C > ABC。该方法的特别之处是，需要计数呼吸频率、脉搏或毛细血管再充盈时间（图 13.1）。

任何因外伤严重出血被救治的儿童都属于优先级 1。

任何由于陷入困境不能进行适当或完全评估的儿童同样为优先级 1。

分诊筛采用的是成人生理参数，基于这个原因，该系统目前已经被改进为儿童分诊流程（图 13.2）。

儿童的身高与其体重或年龄成比例，该原则适用于各种儿科急救流程，例如桑德尔（Sandell）和布罗兹洛（Broselow）流程，这些流程需要结合儿童的身高计算正确的复苏或治疗药物剂量，或选择其他重要治疗方案或设备。同样地，儿童的身高也与其所处年龄阶段正常的生理参数相关，这是儿科分诊流程的基础。儿科分诊带是按照儿童的身高（以及年龄、体重）校正的一种分类工具。

不同年龄阶段儿童的活力评估依据也不同，如果婴儿的四肢可以自主运动，就可以评估为活力良好。

此外，毛细血管再充盈时间（capillary refill time, CRT）仅用于评估正常的循环功能。如果 CRT 延迟，应立即监测脉搏。儿童对温度的变化很敏感，在寒冷环境中，CRT 很有可能被误认为延迟。推荐在儿童的前额测 CRT。有限的证据显示，在前额或前胸（但是

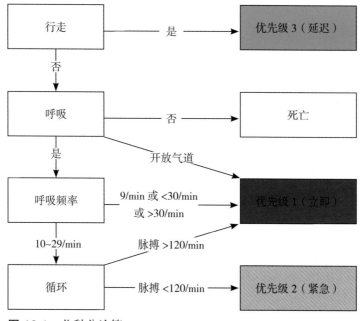

图 13.1 儿科分诊筛

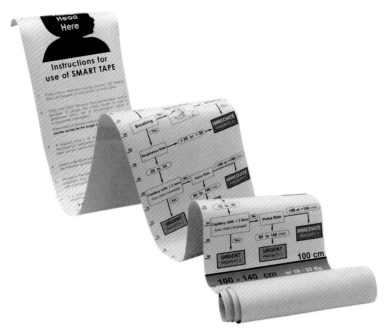

图 13.2　儿科分诊带

前胸需要在院前暴露）测定时 CRT 才会呈正态分布。甲床与足跟测定经常会出现不一致的结果。

如果被困的儿童无法用这种分诊带进行评估，将自动被列为优先级 1。被解救后，需要用儿科分诊带对患儿的就诊优先级重新评估。

2.3　疾病分诊

在大多数医院的门诊，患病儿童是逐个来就诊的，这种情况下不需要分诊决定治疗优先级。

严重疾病患儿需要立即分诊，进行紧急转运，并给予明确的治疗。

以下儿童需要紧急转运：

● 有任何重要器官（ABC）功能中断或受损的表现，例如，气道开放不充分，吸气性或呼气性喘鸣，呼吸暂停或呼吸衰竭，休克。

● 非烫伤性瘀斑。

● 严重疼痛。

● 意识状态改变。

● 新发惊厥。

第14章

人为因素

学习目标

读完这一章，你能够：

▶ 了解人为因素在个人或团体医疗环境中所起的作用。

1 引 言

儿童急救的重点一直是掌握治疗方法和过程，例如，何时给予具体的干预措施、药物或液体复苏。然而，一个常常被忽视的问题是，在这样的高压环境下，怎样将来自不同专业和背景的人聚集在一起，组成一个高效率的团队，以最大限度地减少错误，防止不良事件的发生。

本章将简要介绍在医疗环境中可能影响个人或团队表现的一些人为因素。人为因素也被称为人体功效学，是一个已经比较成熟的学科，临床上人为因素可以描述为：通过了解团队合作、任务、设备、工作环境、文化和组织对人类行为能力的影响，将其应用于实际工作中，以提高临床工作效率（*Catchpole*，2010）。

2 医疗差错的范围

2000 年，一篇题为《是人就会犯错：建立更安全的医疗环境》（*Catchpole*，2010）的文章中提到，美国每年有 44 000~98 000 人死于医疗差错。英国的一项研究表明，大约 1/10 的住院患者发生过人为性的不良事件。

医疗卫生保健部门可以从其他一些高风险行业（包括核能、石油化工、太空探索、军事和航空）中学习如何管理团队。采纳他们的经验教训，并转化为适用于医疗行业的信息。

Pre-Hospital Paediatric Life Support: A Practical Approach to Emergencies, Third Edition. Edited by Alan Charters, Hal Maxwell and Paul Reavley.

© 2017 John Wiley & Sons Ltd. Published 2017 by John Wiley & Sons Ltd.

专家工作组和国家机构一直强调人为因素在卫生保健中的重要性。如此强调人为因素是为了提高对人为因素的认识和促进人为因素的实践，明确当前人为因素的活动力（activity）、能力（capability）和局限性（barriers），并创造条件来支持地方层面上的人为因素，比如人为因素临床工作组和国家质量委员会发布的关于人为因素的联合声明。

3　医疗差错的原因分析

不良事件举例：

一例患儿目前需要注射某种特定药物，但被注射了其他药物，是什么潜在的原因导致了这种情况的发生？

错误注射药物的潜在原因	
处方错误	开具了错误的药物处方
准备错误	正确的处方被误读
备药错误	备药时标签错误
加药错误	不正确的药物选择
给药错误	混淆患者 ID，给其他患者注射了该药

问题：是什么导致了这些问题？

回答：人——这些都是人为犯错的例子。

再多的检查和程序也无法减少人类会犯错误这个事实。想要完全消除错误，唯一的方法是不让人类来做这些事。因此，关键是需要寻找一种尽量减少错误发生的方法，并在错误发生时，能够确保将不良影响最小化。

4　人为错误

有人建议将人为错误进一步归纳为以下两个方面：①在治疗接近尾声时，个人或团队所犯的错误；②发生在组织层面，通常是关于政策、程序、人员配备和文化方面的错误。人为因素的进一步细分见表 14.1。

潜在或组织层面的错误通常比较严重。事实上没有一个独立存在的错误，往往是一系列事件导致了不良事件的最终发生。"瑞士奶酪"模型直观显示了随机、无关联的事件，甚至组织决策怎样使错误更容易发生（图 14.1）。相反地，一个具有良好防范措施的标准系统能够及时发现问题并防止不良事件的发生。

每一片瑞士奶酪代表在理想情况下可以防止或检测到错误的屏障。奶酪上的孔代表着这些屏障上易被忽略的地方，如果孔对齐，错误就会悄然发生。

表 14.1　人为错误分类

分类	原因	释义	举例
个人 / 团队在治疗过程中所犯的严重错误	失误	知识匮乏	不知道如何用药
	过失	专业技能方面的错误	知道正确的药物，却写成了另一种药物
	违规	常做或偶尔的故意行为	因为缺乏人手没有进行药品的二次核对
低级错误 / 组织错误		有缺陷的政策、流程、基础设施和结构布局	不同专业、不同科室在相同条件下使用不同的药物

　　我们用"瑞士奶酪"模型重新思考一下用药错误案例。第一片奶酪是医生的处方，第二片奶酪是用药管理问题，第三片奶酪是护士配药，第四片奶酪是护士再次核对药物。

　　现在考虑下面的问题：如果医生没有经验，不擅长该领域，或者不知道该药物的使用方法，那医生的这片奶酪会有一个更大的孔。如果政府没有制定出健全的药物管理政策——第二块奶酪就会被大大削弱，甚至可能完全被移除。如果护理人员新到科室，对器械设备使用不熟练，这片奶酪同样会有很大的孔。如果缺少医护人员，不能常规再次检查和校对药品——这片奶酪就被完全移除了。

　　最终的结果就是多重防御系统被削弱或彻底移除，那么错误就会更容易发生，从而对患者造成伤害。另外，值得注意的是，错误有不同的类型，包括专业知识的欠缺，潜在 / 组织的错误（没有切实可行的政策，护理人员配备存在问题），以及违反常规的行为等。

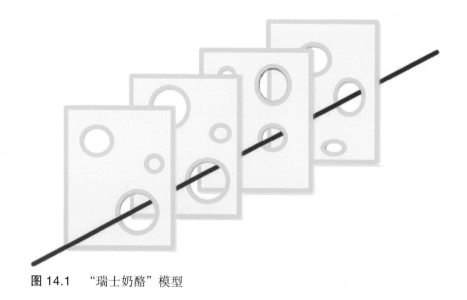

图 14.1　"瑞士奶酪"模型

5 从错误中学习

5.1 学习目标

一直以来，犯错误的人都会被惩罚和（或）进行再培训，这通常被称为责备文化。在临床案例中，用药错误的责任很可能落在了给药护士/医生身上。对医护人员进行再培训就能保证其他或以后的患者更安全吗？这显然取决于很多潜在的因素。如果纯粹是因为专业知识欠缺，再培训可能有用。如果在其他领域也存在类似的问题呢？其他问题同样也不能有效解决。此外，这种责备文化可能导致在以后的工作中医护人员不愿意承认错误，并且存在侥幸心理。

目前的重点是从错误中学习，把关注的重点从个人转移到体制/组织错误上。如果有健全的体制、规范的操作流程和有效的管理策略，就可以及时发现错误。当然，我们仍然需要解决医护人员违规操作或缺乏专业知识的问题。我们需要明确的是，为什么医护人员要违反规定，或者为什么他们没有获得必备的专业知识。

为了实现这一目标，卫生服务需要从错误、不良事件和侥幸事件中吸取教训。这需要个人和组织的共同参与，个人通过汇报错误，组织用系统的方法调查和反馈。重要的是，组织和整个卫生服务部门信息共享，以提高对错误的认识并防止类似情况的发生。

发生违反规定的行为预示着体制、操作流程、政策或文化方面出了问题。值得注意的是，政策、操作规程、角色，甚至我们的建筑和设备，在设计之初就要考虑到人为因素的影响，一旦发生不良事件，我们就不需要进行回溯。这意味着不仅仅是临床一线工作人员，该组织的所有成员都必须意识到人为因素的问题。

5.2 提高团队和个人绩效

上文讨论了医疗差错问题的严重性，接下来将集中讨论如何提高团队和个人的绩效。

提高对人为因素的认识，在多学科、多部门的专业团队中实践这些技能和行为，就可以在任何情况下提高团队的绩效。

模拟活动可使团队探索新理念，实践并发展这些新理念。模拟活动需要在一个安全的环境中进行，可以得到积极的反馈，安全环境是指没有患者处于危险中、不用考虑个人权益的情况下。想一下我们是如何提高临床技能的，需要不断地反复练习，直到最终变成自然而然或程序化的行为。人的行为因素也是如此。此外，我们要认识到人类固有的局限性以及更容易发生差错的情况，这样就可以在必要时保持高度警惕。

6 沟 通

6.1 沟通的要素

沟通不良是不良事件发生的主要原因。这并不奇怪，不仅要有一个高效的团队，而且团队之间需要良好的沟通。领导者需要与下属沟通，下属同样需要与领导者和同事沟通。沟通不只是语言交流，还必须确保信息准确的传递和接收。我们希望在任何时候都能够有效沟通。有效的沟通包含多种要素，见表 14.2。

表 14.2   沟通的要素

发送者	发送者	传送信息	接收者	接收者
说什么	说话内容	通过直接对话、电话或邮件	倾听	思考和行动

面对面交流时，很多信息是通过非语言传递的，因此电话及邮件在传递信息上存在很大的挑战。当职业、专业或级别不同时，交流可能会变得更加困难，因为我们没有使用相同的专业术语，理解程度不同，甚至对他人的角色也没有充分的认识。

有各种相似的工具可以帮助沟通交流，如 ATMIST 和 SBAR（Situation, Background, Assessment, and Recommendation，背景评估和建议）。找出本单位在用的工具并练习使用；寻找正在使用这个工具的其他同事。这些交流工具是为紧急情况下的临床交流准备的，有利于信息发布者简明扼要地组织信息内容，并且符合预期的逻辑和顺序。同时，这些工具也可以鼓励资历较浅者向经验丰富的上级求助。虽然这些工具很有用，但它们往往只适用于某些情况，即我们希望建立有效沟通的非常规情况。日常使用的提高沟通效率的方法是交流者之间建立完整的反馈回路。

6.2   实时反馈的有效沟通方式

差错可能发生在任何阶段或多个阶段。假如在忙碌的临床工作中，团队负责人在观察血压时大喊"我们需要连接心电图"，这时会发生什么？大多数情况下什么也不会发生——没有人会去连接心电图。所以如何提高沟通效率？显然，想要让一个人来执行这项任务，首先需要叫出他的名字，例如："Michael，你能把心电图连接上吗？"如果 Michael 说"好的"，有效的沟通就完成了，但实际情况并非总能如此。Michael 听到了什么，又会做什么？此时我们并不知道他接收到了什么讯息。当 Michael 听到这些话时，可能刚好打翻了一杯茶，发生这种事情可能会很奇怪，但是在临床紧急状况下，你是否经常遇到想要某件东西却得到另外的东西的情况？在非常忙碌和紧急的情况下，人们很少会回答别人的问题。这可能就是一个错误的催化剂，或者导致任务失败。所以我们该如何确定 Michael 到底接收到了什么信息？最简单的方法就是设计一个反馈回路。

> **对话如下：**
> 团队领导者："Michael，你能连接一下心电图吗？"
> Michael："好的，我这就来连接心电图。"

现在我们知道信息得到正确传递了。为了达到有效沟通，双方（传送者和接收者）

都需要理解并复述说话内容，这再次证明我们需要反复练习反馈回路。

7 团队合作，领导与下属

团队是由一群有着共同目标的个体组成的。根据以往经验，我们倾向于单独培训或在专业领域中进行培训，这样做的风险就是我们正在建立一个专家组成的团队而不是一个专业急救团队。通常在医疗救援活动中，急救团队成员是在短时间内抽调的，报到时间也不同。以往我们总是重视急救团队中领导者的角色，但是一个人并不能构成一个团队。因此我们应该把更多注意力放在培养团队中的其他成员上。如果有更多的资深成员加入，一位优秀的领导者应该能够在领导和下属的角色间进行转换，并在必要时交出指挥权。

7.1 领导者

领导者的角色是多方面的，包括指导团队、分配任务、评估绩效、激励团队，以及规划和组织工作。所有领导技能都需要不断提高和应用于实践。领导风格各不相同，所以需要根据具体情况选择合适的处事风格。然而，有效的沟通是关键，领导者应定期总结和反馈。领导者应该提出和寻求建设性的反馈意见，以不断提高团队的工作绩效。

7.1.1 谁能成为领导者？

指定一个明确的领导者非常重要。假如人员调换，或者新增不同专业的人员，新来者可能不清楚谁是领导者。在大多数组织中，领导者可以使用某种形式的标识来明确身份。文件中应记录谁是目前的领导者以及领导者的更换情况。

7.1.2 抢救时领导者的站位

如果领导者接手具体工作并专注于其中，将自己的主要精力集中在手头的任务上，便失去了对形势的客观把控。领导者应该站在最佳位置，在此处他们可以收集所有的信息，更好地查看患者、团队成员以及医疗设备，以便及时发现团队成员所遇到的难题，并适时解决问题。

7.2 明确的角色分配

团队成员相互介绍，明确紧急情况下各自所扮演的角色及承担的任务非常重要。有时可以在轮班开始时就分配好角色，但大多数情况下提前预测或安排好角色的可能性不大。因此，每个人在到达现场时应该向领导者明确自己的身份及角色，并得到其他团队成员的认可。很多时候，团队成员担任的角色可能完全取决于个人特色，但事实上团队成员的角色是灵活的，例如，如果有 3 个可以担任开放气道角色的救援者同时到达现场，也可以给其中两个分配其他任务。

7.3 所属急救队员

团队中的成员也担任着与领导者同等重要的使命。所有队员都被期望在工作中积极主动。因此，领导者和下属之间的沟通就显得尤其重要。显然领导者和下属在做同一项任务，就不需要专门沟通。有一种风险是，成员们的相互交流可能超越了领导者想要表达的内容，而交流的重点应当是个人的顾虑或异常事件。这就好比在一级方程式赛车更换轮胎时，队员们通过眼神交流来表达任务完成；如果中途出现问题，他们也会发出信号，但不会沟通接下来的每一个既定步骤。

7.4 等级制度

团队中需要设立等级制度。这是权力梯度，领导者是最重要的，是协调、指导和做出决策的人，但这并不是绝对不变的。在文献中也有很多关于等级梯度的讨论。如果过于强调领导者拥有无限的权力，他/她的决定毋庸置疑，下属便会盲目地服从命令。这并不安全，因为领导者也是人，也会犯错误——他们的团队就是安全网。安全实践的实现是下属也能够畅所欲言，提出自己的关注点或疑问，领导者和下属都必须明白这一点。减少等级感的一种方法就是让领导者倾听团队成员的想法和疑问，尤其是涉及患儿安全的问题。对于下属来说，学会如何恰当地提出自己的疑问也很重要。

可以使用的提出疑问的方法是 PACE（探测、警报、提出疑问或宣布有紧急情况）流程，团队成员要有礼貌且在维持等级制度的同时提出自己的观点。

阶段	关注程度
P（Probe）	探测，我认为你需要知道发生了什么。
A（Alert）	警报，我觉得可能会有坏事发生。
C（Challenge）	提出疑问，我知道坏事即将发生。
E（Emergency）	宣布有紧急情况，我不会让它发生。

各个阶段举例描述如下：

• 探测（P）：用于当认为可能发生了异常事件时。这个问题用语言表达出来，通常是疑问句，例如"你注意到这个孩子发绀了吗？"

• 警报（A）：观察者强调和明确他们的陈述，并建议采取措施。例如"Brown 医生，这个孩子发绀很明显，我们应该马上开始气囊面罩通气吗？"

• 提出疑问（C）：事态紧急，需要密切关注。而且其中一个关键人物需要直接参与。如果可能，说话者尽量把自己放到想交谈之人的视线范围内。例如，"Brown 医生，你现在必须听我说，这个孩子需要进行辅助通气。"

• 宣布有紧急情况（E）：用在以上沟通全部失败和（或）观察者认为一个紧急事件即将发生时。如果可能，应使用明确的肢体动作配合明确的专业术语。例如，"Brown 医生，你忽略了这个孩子的呼吸状态，请让开，我要给他进行辅助通气。"

　　PACE 流程可以从任何阶段开始，并逐步升级，直到获得满意的回应为止。如果一个不良事件即将发生，就需要从"E"阶段开始，而不能从"P"阶段开始。

　　此外，一些行业还采用了团队中表达形势重要性的关键词汇，如"我担心""我不舒服"或"我害怕"。

8　形势感知

8.1　形势感知的三个阶段

　　良好的团队运作和强有力的领导依赖于充分了解即将发生的事情，这就是形势感知。形势感知不仅包括知道正在发生的事情，还包括捕捉到事件发生的缘由，做出决策并提前制订应对计划。

　　形势感知的三个阶段：

> 一级：发生了什么事？
> 二级：接下来会怎么样？
> 三级：现在怎么处理？

　　一级形势感知：基本阶段，即使在这个阶段，我们也很容易出错。这是一个积极主动的过程，所有可能发生的风险是我们预测到的，而不是已经存在的。图 14.2 展示了两种包装设计相似的不同药物，使错误更容易发生。重要的是，要看清楚到底使用哪种药物。

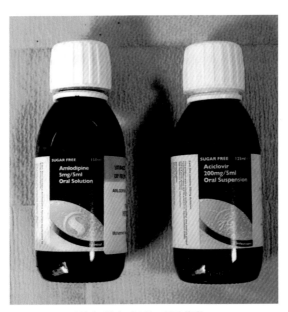

图 14.2　两种包装相似的不同药物

8.2 分 心

在医疗保健领域，在某种程度上分心已经成为一种常态，人们甚至很难意识到。分心的风险在于人们犯了错误，但遗漏了信息。因此，在执行关键任务时，尽量避免被打断，当中断发生时，应从头开始重启工作，而不是从中断发生的地方开始。一些机构正在寻找特定的安静区域来完成关键的任务。无论现场环境如何，关键是让每个人意识到一旦注意力分散，会大大增加出错的概率。

二级形势感知：从看到的事件中获得某人的理解。为了将二级错误最小化，我们需要了解人类大脑是如何工作、识别事物、做出决策和选择的。该问题的细节已经超出了本章的讨论范围，因此本节只探讨其中一部分——进入第三级的决策问题。

从表面上看，每个人都熟悉决策的实施。了解可能影响这一过程的因素非常重要。一个人需要评估问题的各个方面才能做出正确的决定，同时找出解决问题的方法，考虑每个问题所导致的后果，权衡利弊，得出结论。完成这个过程之后，需要将决策传达给团队的每个成员。

良好的形势感知是这一过程的基本前提。为了实现这一点，决策者必须确保掌握所有关键信息。整个团队都应该警惕模棱两可或相互矛盾的信息。任何不一致的信息都应该被视为错误可能发生的潜在标志，在缺乏有力证据的情况下，这类信息不应该被视为不重要的异常现象而被忽略。

临床环境中团队成员经常会面临很大的时间压力。如果没有时间压力，在团队成员确保获取了所有必需信息之前不会草率做出决定。但在时间紧迫的情况下，必须根据实际情况做出决定。有大量证据表明，实践和经验可以减少决策过程中的一些负面影响。在这种情况下做出决策的人需要知道他们采取了什么捷径。他们应该准备随时接收来自团队成员的反馈，特别是当团队中的任何成员对提议的行动有很大的疑惑时。

三级形势感知：在看到且理解以上情况后，我们就可以进一步制订计划并且与团队成员交流。

8.3 了解团队情况

团队中的每个成员都会对眼前的状况有自己的理解，这些理解来源于他们先前的经验、专长、现场所处的位置等。团队整体对形势的判断通常比任何个人都全面，但是只有在团队中的所有人进行充分有效的交流后，所做出的整体判断才能被采用，领导者应鼓励这种行为。

9 提高团队及个人表现

除了上述有效的交流、团队协作、形势判断、领导力及成员的专业能力，还有很多方法可以提高团队及个人表现。

9.1　发现更容易出错的情况

当我们感觉某些情况下更容易犯错时，就能有意识地去发现这些情况。常见的更容易犯错的情况有两种，即压力和疲劳。不仅在工作劳累和受到过度刺激时产生压力会导致犯错，过度无聊时也会由于疏忽容易犯错。

比较容易犯错的情况可总结为 HALT：

H（Hungry）：饥饿。

A（Angry）：生气。

L（Late）：熬夜。

T（Tired）：疲劳。

航空领域应用 IMSAFE 清单调查个人是否受到以下因素影响：

I（Illness）：疾病。

M（Medication）：用药。

S（Stress）：压力。

A（Alcohol）：酒精。

F（Fatigue）：疲劳。

E（Emotion）：情绪。

理论上，受到上述负面影响的个人可能需要适时的支持，需要时间恢复，也需要团队的理解，但是对于夜班人员这些措施很难实现。

9.2　认识到易犯错误的陷阱

人们通常容易陷入的陷阱是，只看到或者记录符合自己当前思维模式的信息，即验证性偏差。在这种情况下，人们通常更容易接受与自己预期和假设相符的信息而不考虑信息是否真实。在医疗分诊时这种偏差更容易发生，例如，医生在采集临床信息时，被告知患者有哮喘，在去见患者的途中，就会针对见面之后可能发现的情况进行预判。甚至在途中就已经根据预判制订好了一个标准的处理方案。一旦这种理念体系建立之后，就很难改变。

见到患者之后，医生会受预判的影响。为了确认自己的预判，会把关注点放在肺部的听诊上，而非全面的体格检查。一旦听到双侧喘鸣音，之前的判断就确定了，其他的检查评估就会不够仔细，更像是走过场而非积极寻找问题。他们不会注意到患儿的呼吸音很弱，且血压低。这种情况下，有关过敏反应的诊断会很晚才考虑到，最糟糕的情况是，他自己不能主动发现错误，而需要别人更加客观地来指出这些显而易见的误判。

9.3　认知辅助：检查清单、指南和操作说明

认知辅助工具（比如指南）很重要，因为人的记忆并非完全不会出错。这些工具中

的标准化反应流程可用于整合团队的认知。这样能减少压力，特别是当不常见的紧急事件发生时。团体中的成员彼此也许并不太熟悉，每个人都想要记住做什么，需要哪些处理措施，以及采用何种处理顺序等。一个好的团队领导者能用可选择的认知辅助工具来提醒团队成员，他们可以据此提前做好计划。在紧急情况下操作的安全性能够通过这些工具而非依靠人的记忆来提高。

9.4 尽早求助

实习医护人员常常不愿意寻求前辈们的帮助，一方面是并没有意识到情况的严重性，另一方面是担心会浪费前辈们的时间。在紧急情况下，尤其是儿科相关急诊，实习医护人员应尽快寻求尽可能多且恰当的帮助。而且，求助一般不会立刻就能获得回应。

9.5 使用所有可及的资源

团队资源包括工作人员、设备、认知辅助工具和现场的医疗设施等。团队领导者需要经常考虑如何能合理运用空闲人员来优化对患者的护理，以及预防出现治疗瓶颈。

9.6 任务报告

临床事件结束后的报告要尽可能简明扼要。理论上，这是一个常规的操作，而不是为了应对灾难性事件做的报备。报告的目的是总结特殊事件和团队存在的问题，以及针对团队表现的反馈等。有些机构为了使报告更简洁制作了相关模板。任务报告的目的是让个人、团队及组织不断进步。

10 总 结

本章我们针对可能导致团队工作不理想、患儿受到伤害及产生负面影响等的人为因素进行了简单的总结。对于每个急救团队成员来说，很重要的一点是利用每个可能的机会总结和提高自己的表现，进而促进其他成员、甚至整个团队的发展。恰当的任务报告是 PHPLS 课程的基础，应将其融入临床实践中。

第15章

儿童气道开放和呼吸支持的操作流程

学习目标

读完这一章，你能够学会：

▶ 供氧。

▶ 气道吸引。

▶ 口咽和鼻咽导管的插入。

▶ 口鼻罩通气。

▶ 气囊或面罩通气。

▶ 气管插管。

▶ 气管切开。

1 引 言

对于任何年龄段儿童的复苏，在控制灾难性出血之后，最重要的任务是气道的建立和呼吸的管理。本章将讨论儿童气道管理、供氧和呼吸机通气所需的一些技能，并简要讨论院前麻醉和气管内插管。

应该强调的是，基本的气道操作是有效的，且可以挽救生命。长时间或反复尝试建立高级气道致使通气、氧合中断或其他正在进行的复苏措施中断则是有害的。

2 气道和呼吸管理：基本原则

2.1 初步评估和复苏

正如第4章所讨论的，儿童的初步评估和复苏包括快速检查以立即识别危及生命的

Pre-Hospital Paediatric Life Support: A Practical Approach to Emergencies, Third Edition. Edited by Alan Charters, Hal Maxwell and Paul Reavley.

© 2017 John Wiley & Sons Ltd. Published 2017 by John Wiley & Sons Ltd.

紧急情况。总结如下：

- 保持气道通畅。
- 看、听、感觉。
- 评估呼吸的力度。
- 评估呼吸的功效。
- 评估呼吸的影响因素。

如果确认患儿存在危及生命的气道或通气问题，应立即处理。在进行适当的干预措施并评估效果后，继续或重复进行初步评估。

2.2 初始管理

2.2.1 气 道

- 执行基本的气道开放措施。
- 必要时吸痰。
- 必要时放置保持气道开放的辅助工具。
- 如果需要 / 接受过培训，可继续进行高级气道管理。
- 对于已经放置颈托的儿童，如果颈托影响气道管理操作，应将其松开或移除（见第 6 章"颈椎固定术"）。

2.2.2 呼 吸

- 给予高流量氧气。
- 必要时使用带储氧袋和呼吸阀的面罩补充足够氧气。
- 必要时经口或经鼻胃肠减压。
- 必要时进行胸部减压。
- 监测：监测血氧饱和度（脉搏血氧饱和度测定）及通气患儿的二氧化碳浓度。

2.3 二次评估

二次评估包括更详细的体格检查和恰当的实验室检查。在开始之前要保证初始复苏的有效性及全面进行。

从呼吸的角度来看，为避免造成不必要的延误应做到以下几点。

- 更仔细地检查气道、颈部和胸部。
- 识别任何一处肿胀、瘀伤或创口。
- 重新检查胸部运动和进气的对称性。
- 切勿忘记检查背部。

紧急治疗

任何时候如果患儿病情恶化，都须返回初始评估和反复进行系统评估，并根据情况采取紧急干预措施。

2.4　气道管理团队

复苏由两名或以上人员组成的团队进行。"团队"中既有专业人员，也可能有能够提供帮助的父母或其他照护者。气道和呼吸管理应由操作最熟练的人员进行。由于复苏涉及患儿头部，如果认为有必要，气道负责人也应负责保护和管理患儿的颈椎。他们将在二次评估期间协调各种翻转操作以及随后共同将患儿转移到解救装置中。由于他们位于患儿的头侧，能够发现任何可能导致患儿严重失血的头部损伤。

团队应当接受适当的培训，在决定开始高级气道管理前应与团队其他成员进行充分讨论。根据团队的人数，准备工作应当在团队其他人员完成再次评估时同时进行。然而，实践中高级气道的建立可能至少需要 1 名成员的协助。

有时为了尽早启动急救程序，一些受伤严重或不适的儿童可能会进行院前麻醉和气管内插管，但也仅限于受过专门训练的团队，不允许没有经过适当培训和不具备能力的团队进行该操作。许多国家都有院前重症救护团队，他们可以第一时间响应或参加急救。如果没有重症救护团队，那么院前救援者必须基于自己现有的技术和周围资源立即转运伤 / 病者。

气道和呼吸管理的顺序

气道评估与给氧（A）

处理创伤病例时：

· 立即控制大出血。
· 应考虑颈椎损伤，但不要因此显著延迟或干扰基本的气道管理。

存在气道阻塞或意识改变的证据时：

· 开放气道（怀疑颈椎损伤时采用推下颌法）。
· 清理气道分泌物或血液。
· 清除气道异物。
· 如果没有自主呼吸或有效充分的呼吸，应进行人工通气，并请求技术支持。

存在气道阻塞时：

· 插入气道辅助设备——口咽或鼻咽导管。
· 请求专业技术支持（高级气道管理）。

当气道仍然阻塞时：

· 调整气道开放设备的放置位置。
· 尝试双人开放气道。
· 尝试使用声门上气道装置。

当气道阻塞仍然存在时：

· 如果接受过培训，应启动高级气道管理。

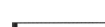

呼吸评估（B）

呼吸不充分时：

· 通过氧气袋和面罩进行通气。

· 如果接受过培训，应考虑声门上气道装置（气管插管或喉罩）。

· 通气时连续监测脉搏血氧饱和度和呼出气二氧化碳浓度。

· 监测胃的充气情况并考虑使用鼻胃管减压。

继续进行初始评估的其余部分。

如果儿童病情恶化，应重新评估气道和呼吸。

---

3 供氧与通气设备

3.1 氧 源

在院前环境中，多使用氧气瓶供应氧气。因此在每日例行检查中，确保氧气充足很重要。

3.2 氧气面罩

3.2.1 自主呼吸面罩

如果条件允许，首选带有储氧袋的面罩，以便输送高浓度的氧气。如果不需要高浓度的氧气，可以选用简单的面罩（图 15.1）。年龄小、受惊吓的儿童可能不能很好地耐受氧气面罩，这种情况下父母可以将面罩靠近但不直接接触患儿面部，或仅通过吸氧管的末端供氧。

一些慢性病患儿可能在家通过鼻导管吸氧。他们通常可以耐受，但长期吸氧可能导致气道干燥，因此要限定氧气流速。如果这些患儿病情恶化，说明他们可能需要更高浓度的氧气，这时应该给予面罩吸氧。雾化器可安装在氧气供应装置内，以便输送雾化吸入药物，如沙丁胺醇、类固醇或肾上腺素（图 15.2），此时应以 8L/min 的流速驱动。

3.2.2 人工通气面罩

婴儿通气面罩主要有两种：口对口面罩和袋阀面罩（图 15.3）。有些面罩的形状符合儿童面部的解剖形状且无效腔较少。圆形、柔软的塑料面罩具有良好的密封性且容易使用，因此更受欢迎。透明面罩可以在有效的通气时观察到呕吐物和雾气。

口袋面罩是一种单一尺寸的透明塑料面罩，带有弹性缓冲边缘，专为口对面罩式复苏设计。在坚硬的急救箱中通常被压扁保存，使用前需要将其形状复原。有的口袋面罩会有一个连接氧气供应的端口，可用于成人和儿童。通过上下颠倒使用，它可以用于婴儿通气，使用时将尖的一端置于患儿下颌处。

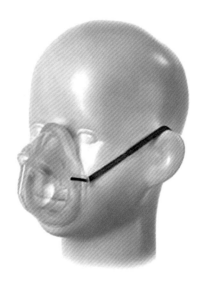

图 15.1　简易面罩

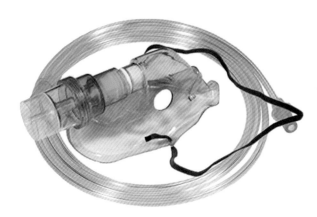

图 15.2　氧气雾化面罩

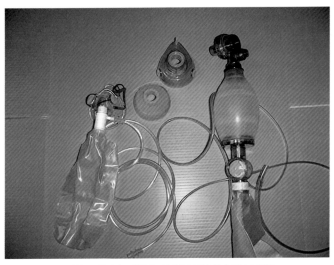

图 15.3　面罩、袋阀面罩和带储氧器的氧气面罩

4　基础气道管理

4.1　吸　痰

　　吸痰可以去除唾液、血液或呕吐物。使用坚硬材质的抽吸装置盲吸可能导致口咽部损伤。吸痰应在直视下进行。吸痰动作对婴儿咽部过度刺激也可能引起心动过缓。

　　有多种吸痰装置可供选择。大多数院前吸痰使用电池供电的便携式吸痰装置，可以在车内充电。如果发生故障，可使用备用的手动吸痰装置（图 15.4）。然而，这些设备的吸痰管对于婴儿来说通常尺寸太大。

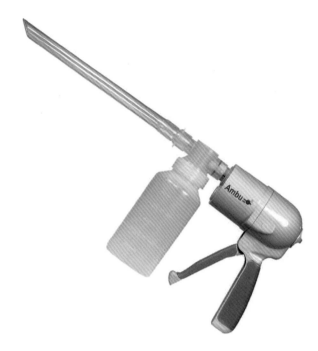

图 15.4 手动吸痰装置示例，其可以控制吸痰压力，并配有可更换的吸痰导管（成人和儿童）

4.2 有辅助设备的气道管理

基本技术（仰头提颏法或双手托颌法）也是核心技术，在患儿意识障碍的情况下可以成功地开放气道。只有在某些情况下才需要工具辅助开放气道。

任何设备都应有各种尺寸供婴儿或成人使用。在紧急情况发生之前救援者应该熟悉所有气道设备，并且在使用前进行检查。

病情评估和持续监测是安全使用气道开放装置的重要组成部分，通气时应当配备此类监控设备。

4.3 咽喉导管

咽喉导管主要有两种类型：

- 口咽导管。

- 鼻咽导管。

4.3.1 口咽导管

口咽导管（简称口腔导管或 Guedel 导管）可以用于无意识或麻醉患儿的短期气道管理，经常作为无法行气管插管时开放气道的替代方法。

口咽导管在舌和咽后壁之间提供了一个开放的气体通道，也可以用于插管后保持导管的位置。只适用于无意识的患儿，呕吐反射完整的患儿无法耐受，请勿强行插入，以免引起呕吐！在使用过程中，如果随着意识状态的改善，患儿开始出现恶心，应该移除口咽导管，或经患儿允许后移除。

尺寸合适的口咽导管垂直放置时，其外缘应该在门牙水平，尖端到达下颌角处（图15.5）。这种测量方法仅是粗略估计，如果患儿的通气状况没有立刻改善，则应该尝试更大或更小的口咽导管。太小的导管可能无效，太大的导管可能导致喉痉挛。两者都可能引起口腔黏膜损伤或加重气道阻塞。

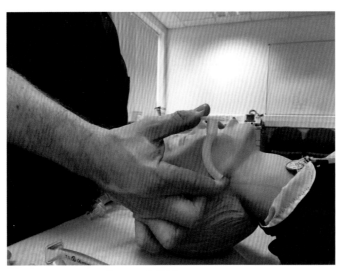

图 15.5 口咽导管的尺寸估计

口咽（Guedel）导管的置入过程

（1）选择合适的尺寸：从第一切牙垂直测量到下颌角。

（2）如果患儿没有颈椎损伤，可稍微伸展颈部使口张开。在创伤患儿中，用双手托颌法可避免颈部过度运动（切记，在大多数情况下，缺氧比轻微的颈部活动对患儿的损伤风险更大）。

（3）经验丰富的医生可以将口咽导管上下颠倒插入，先插入大约一半，当口咽导管通过舌和软腭后，快速旋转180°，注意不要损伤软组织。

（4）对于经验不足的医生来说，正常的插入方法更安全，尤其是对婴儿。压舌板或喉镜片可能有助于导管的置入，使口咽导管以正确的方向滑入到位。一旦插入位置正确，Guedel 口咽导管会很自然地按照舌和咽的自然曲线就位（图15.6），外缘刚好位于唇缘上方。

（5）应准备好不同尺寸的口咽导管以防止通气无改善。

（6）如果患儿的意识水平改善和（或）发生干呕/窒息，则应移除口咽导管。

4.3.2 鼻咽导管

儿童对鼻咽导管通常比口咽导管的耐受性更好，而且当患儿的意识状态改善后可以保留。如果插管前没有很好地润滑，插入过程可能导致鼻出血。在不可能张口以插入口

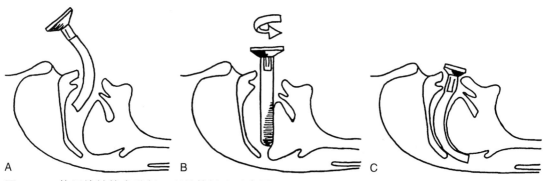

图 15.6　使用旋转技术进行口咽导管插入示意图

咽导管的情况下，更适合插入鼻咽导管（例如儿童牙关紧闭时）。

　　颅骨前底骨折时禁用（寻找相关体征，如眼睑、眼眶瘀伤或耳后淤血斑，即乳突上的瘀伤）。然而，按照一贯原则，应当优先考虑开放气道。

　　从鼻孔外侧缘到耳屏可以估计出导管合适的长度（图 15.7）。合适的导管直径是刚好适合鼻孔而不会晃动（图 15.8）。切记，这只是估计尺寸，必要时要准备更换不同尺寸的导管。

　　如果没有小尺寸的鼻咽导管，可以将气管插管用的导管缩短，使用一个大的安全别针以防止导管进入鼻腔。

鼻咽导管插入过程

　　（1）选择合适的尺寸。

　　（2）用水溶性润滑剂润滑气道。

　　（3）将导管尖端插入鼻孔，并沿着鼻翼向后朝耳屏方向而非前额方向推进（图 15.9）。

　　（4）通过往复旋转运动轻柔地使导管通过鼻甲。随着尖端进入咽部，可感觉到落空感。

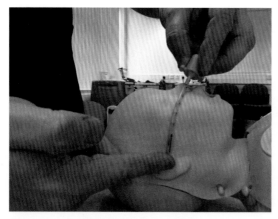

图 15.7　鼻咽导管长度估计示意图

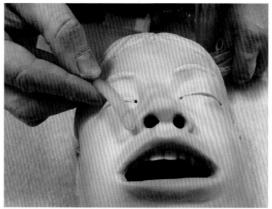

图 15.8　鼻咽导管直径估计示意图

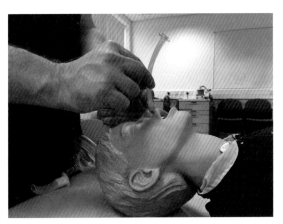

图 15.9 鼻咽导管插入示意图

（5）继续插入，直到导管外缘接触到鼻尖。

（6）如果插入导管有困难，请考虑使用对侧鼻孔或选择比原始估计尺寸更小的导管。切勿用力过猛或反复尝试。

（7）重新评估气道和呼吸情况，提供氧气，必要时准备机械通气。

4.3.3 面罩通气方法

（1）面罩和其他装置需要在使用前打开成型。

（2）如果有过滤器，可在使用前附着于面罩上。

（3）通常使用双手握住面罩，将面罩覆于患儿面部，使用双手托颌法用拇指压紧面罩。如果使用成型面罩，儿童的面罩尖端向上（图 15.10），婴儿则是反向（图 15.11）。确保婴儿的头部处于中立位，年龄越大的儿童头越要稍前倾。

（4）确保足够的密闭性，不要漏气。

（5）按压气囊通气，观察由此产生的胸廓起伏情况，建议潮气量不要过大。

（6）根据儿童的年龄，以 12~20/min 的呼吸频率通气。如果使用面罩进行心肺复苏

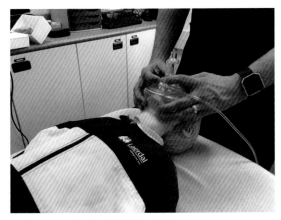

图 15.10 儿童面罩通气手法

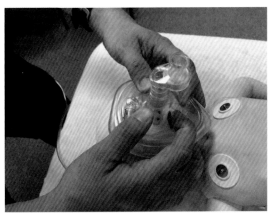

图 15.11 婴儿面罩通气手法

（CPR），通气 / 按压比为 2∶15。

（7）如果条件允许，可将氧气源连接在面罩上。

4.4　胃　管

儿童易吞咽空气和发生呕吐。在气囊面罩辅助通气过程中，空气易进入胃中，这可能导致反流、迷走神经刺激和膈肌痉挛，阻碍有效的通气。胃管能够起到胃肠减压的作用，从而显著改善呼吸和整体通气情况。如果"为了较少刺激患儿"而延迟通气，也可能导致更严重的情况。有效固定胃管可以防止移位。

4.5　气囊 – 面罩通气

4.5.1　技能要求

> 使用气囊 – 面罩通气技术是紧急气道急救和呼吸管理的核心技能。

这种装置看似很简单，事实上是一种需要练习和有一定的经验才能获得的技能，特别适合单个操作者使用。

4.5.2　自充气气囊

自充气气囊有 3 种尺寸，充气体积为 250mL、500mL 和 1 500mL，不同制造商的规格不同。体积最小的气囊一般只用于小婴儿，所以通常选择两个较大的尺寸之一。自充气气囊通常具有 4.5kPa 的限压阀，尤其是尺寸较小的两种气囊。该阀能够避免正常肺部遭受气压伤，但是对于顺应性低的肺，有时也会超过该阈值。需要注意的是，在这种情况下，需要良好的操作技术，因为使用这种面罩进行被动高压通气很容易引起胃胀，所以一定要小心操作。

自充气气囊的患儿端通过鱼嘴或叶瓣设计的单向阀连接到面罩，气囊末端与储氧器附件连接，从而可以提供氧气。如果没有气囊，不管气流多大，都很难向患儿提供浓度超过 50% 的氧气，而在储氧囊和高流量氧气情况下，吸入氧气的浓度可超过 95%。如果供氧故障，通气仍可以继续，患儿吸入的就只是空气。

操作要点

（1）面罩应紧贴患儿面部，覆盖住患儿的口鼻，并托颌以保证气道通畅。可采用"EC"手法：中指、无名指、小指呈"E"字形向面罩方向托颌（图 15.2），拇指和示指呈"C"字形将面罩紧紧扣在面部。如果将面罩向下压迫面部会导致颈部弯曲并阻塞气道。

（2）按压气囊，观察患儿的胸廓起伏情况以了解通气效果，如无有效通气（表现为胸廓抬举不明显），应考虑尝试以下方法：

- 将患儿的颈部姿势调整到合适体位。
- 重新放置面罩。
- 使用辅助工具开放气道。

- 采用双人复苏法。

（3）如果进行心肺复苏术，呼吸频率约为 20/min，或胸外心脏按压和人工通气比为 15:2。

（4）气囊应以 15L/min 的流速连接氧源。

（5）应反复重新评估通气和氧合的效果。

（6）切勿过度通气。过度通气或者过快通气会引起胃扩张反而抑制通气，也容易引起反流。

双人复苏（图 15.13）时，一名救援者双手固定住面罩，更容易在面罩周围形成密闭的空间。双手拇指放在面罩顶部，示指上提下颌，这一手法要求较高，需要技术熟练的人员才能完成。另一名救援者挤压气囊。对于意识不清楚、气道梗阻的患儿来说，这一装置与口咽导管相结合是一种非常有效的方法。双人心肺复苏操作需要两个人来完成，通常可能占用了全部现场的救援人员，因此单手气囊 – 面罩通气是救援人员应掌握的基本技能。

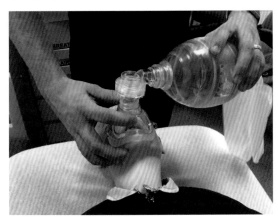

图 15.12　气囊 – 面罩通气

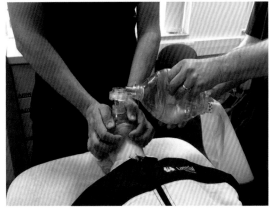

图 15.13　双人气囊 – 面罩通气

5　高级气道建立及通气技术

5.1　呼吸系统

院前急救或转运过程中人工通气最常用和最可靠的技术是面罩、声门上气道或气管插管，以及自充气气囊，这些装置都不需要操作员手以外的动力源，如果氧气供应失败，还可以使用空气。

家用呼吸机

有些患儿可能需要长期依赖呼吸机，可能是全天使用也可能只是夜间使用。家用呼吸机可以连接紧密贴合的面罩或气管造口通气。通常家用呼吸机非常可靠，如图 15.14 所示。

> 无论是在院前还是医院，父母或其他长期照护者对于使用呼吸机比许多医生更有经验。如果气管切开术后患儿在家庭机械通气中出现问题，可采用常规的系统评估方法。首先是气道，然后是呼吸（即先检查气管造口处的情况和插管位置，然后经插管吸引，可使用自充气气囊代替家用呼吸机）。
>
> 如果需要高浓度的氧气，可用一个带储气罐的自充气气囊代替家用呼吸机。

5.2 声门上气道装置

声门上气道装置（SAD）通常用于医院和院前急救。英国主要使用两种装置，一种是 LMA（laryngeal mask airway）喉罩，可在喉部入口处形成密封的可充气口；另一种是 i-gel 喉罩，是凝胶样罩体，置入后变硬且无需充气。

LMA 有一个可充气的椭圆形面罩，位于喉部入口周围。近端有一个类似于大气管内导管的导管，用于充气。最初的 LMA 是可重复使用的，现在有了一次性 LMA 和其他设计，例如可插管的 LMA，还有含可抽吸胃内容物通道的 LMA。

LMA 还有以下优点：

- 即使操作者不熟练也可以快速并且轻松插入。
- 可以单手或者不用手（连接到呼吸机上时）操作。
- 对气道有一定的保护作用。
- 可减少胃部气体潴留。
- 有一个内置的抽吸通道，可以胃肠减压。

LMA 和 i-gel 均有儿童规格（表 15.1、15.2）。建议使用前接受培训。尽管婴儿使用率较低，但成功率很高。需要注意，制造商针对不同体重的推荐尺寸在 LMA 和 i-gel 略有不同。

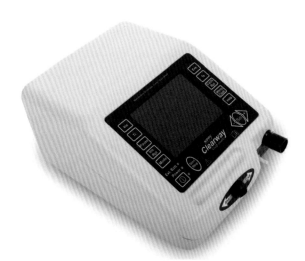

图 15.14 家用呼吸机（来源：nippyventilator.com. 经许可摘自 R&D Electromedical）

表 15.1　喉罩（LMA）规格

患者体重（kg）	LMA 尺寸（标准一次性 LMA）	最大袖口容积（mL）
<5	1	5
5~10	1.5	7
10~20	2	10
20~30	2.5	15
30~50	3	20
50~70	4	30
>70	5	40

注意：①除了最小规格，充气容积可以通过体积计算：充气容积 =（喉罩规格 × 10）–10；②不同制造商和型号的 LMA，建议的最大充气量略有不同，使用前应仔细检查包装

表 15.2　I-gel 规格

患者体重（kg）	i-gel 尺寸
<5	1
5~12	1.5
10~25	2.0
25~30	2.5
30~60	3
50~90	4
>90	5

5.2.1　经典喉罩（LMA）的插入方法

LMA 不仅可以快速插入，而且可以盲插（即不需要借助喉镜）。然而，圆形 LMA 容易旋转移位，并不能完全防止误吸。

所需器材

- 合适的喉罩（LMA）。
- 备用注射器。
- 润滑剂。
- 听诊器。
- 固定 LMA 的胶带。

操作步骤

（1）准备插入 LMA 时，保证氧气连接和通气。

（2）检查 LMA，特别是检查喉罩口充气是否有泄漏，并检查导管是否堵塞或松动；手边有润滑剂和吸引器。

（3）打开充气口并轻轻润滑喉罩的背面和两侧，注意避免使用过量润滑剂。应用于儿童时，可使充气口部分膨胀以便插入。

（4）将患儿的头部向后倾斜（当安全时），完全打开口腔，并沿着硬腭插入喉罩，尖端朝向但不接触舌（图 15.15A）。条件允许时，由助手上推下颌帮助置管。

（5）沿着咽后壁进一步滑动面罩，用食指支撑导管（图 15.15B），最终 LMA 的尖端位于食管的上端（图 15.15C）。

（6）完全充气，可以看到 LMA 在膨胀时略微上抬。

（7）通气并检查气管导管的位置：通气良好的情况下可以看到双侧胸部对称抬举，不漏气；有条件时可以通过测定呼出气二氧化碳浓度。如果通气不良，准备第二次尝

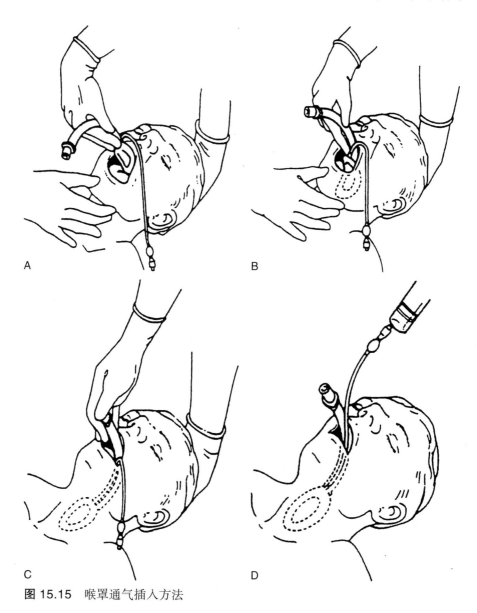

图 15.15　喉罩通气插入方法

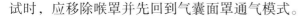

试时，应移除喉罩并先回到气囊面罩通气模式。

（8）如果通气良好，可用胶带固定 LMA。

有时事先将 LMA 从其最终位置旋转 90°或 180°更容易插入。当喉罩通过口咽时，迅速旋转到目标位置。如充气口出现折叠或者旋转，可以在插入之前部分充气。

使用 LMA 的并发症

- 喉罩可能堵塞会厌，如果喉罩在喉部移位，容易导致气道阻塞。
- 插入过程中 LMA 的尖端可能会折叠。
- 如果出现上述任何一种问题，或者由于其他原因导致气道阻塞，移除喉罩并重新插入。
- 插入后可能会发生 LMA 旋转，特别是在连接了呼吸机或自充气气囊时，发生这种情况最常见的原因是 LMA 尺寸偏小。

5.2.2　I-gel 喉罩

I-gel 喉罩的插入原则与 LMA 大致相同。

（1）I-gel 为保护性支具。可将水溶性润滑剂轻柔涂于其上便于润滑 i-gel 凝胶面罩口的背部、侧面和前部。

（2）将装置插入口中，沿着硬腭向后滑动，直到感觉到明显的阻力。在插入过程中不要将手指插入患儿口腔。

（3）如果过早感觉到阻力，助手上提下颌可帮助插入，或者先"倒置"插入后再旋转。

无论是插入 LMA 还是 i-gel 喉罩，当感觉到明显的阻力时，说明该装置已插入到位。

5.3　气管切口阻塞的急救处理

详见图 15.16。

许多行气管切开术后切口阻塞的儿童可通过移除阻塞的导管改善呼吸，患儿可以在更换阻塞的导管前通过造口呼吸。

然而，从新的气管造口处移除导管存在风险，因为在无法直观看到造口前更换气管造口管很困难，并且可能形成盲端错误通道。院前急救时很少面临这种问题，因为新建气管造口的患儿通常都在住院，直到造口形成良好且稳定才出院。

经常在家中照顾气管切开儿童的父母可能更熟悉气管切开术后护理，院前急救人员或医院工作人员很少进行这些护理操作。

处理步骤

对患儿开始基本的生命支持。

（1）刺激患儿。

（2）大声呼救。

（3）打开并检查气道，仰头提颏。这样既能暴露气管造口，又打开了气道。

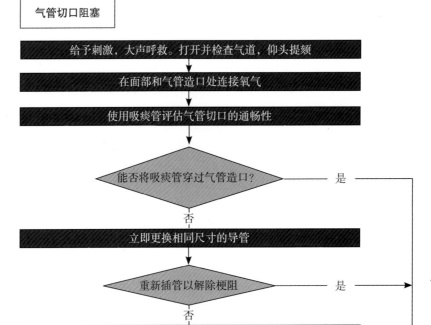

气管切口阻塞

给予刺激，大声呼救。打开并检查气道，仰头提颏

在面部和气管造口处连接氧气

使用吸痰管评估气管切口的通畅性

能否将吸痰管穿过气管造口？ —— 是

否

立即更换相同尺寸的导管

重新插管以解除梗阻 —— 是

否

尝试小半个型号的导管

重新插管以解除梗阻 —— 是

否

将润滑的小号导管插入吸痰管，将吸痰管插入造口然后尝试沿吸痰管引导新导管进入气管切口

重新插管以解除梗阻 —— 是

否

移除气管造口管

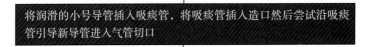

检查呼吸。看、听、感觉，观察气管切口和胸部运动

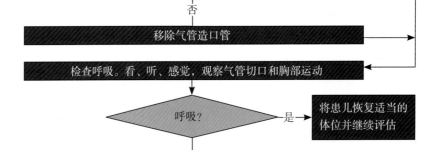

呼吸？ —— 是 —— 将患儿恢复适当的体位并继续评估

否

进行 5 次人工呼吸 *

＊通气方法因干预结果而异：
· 如果导管更换成功，用阀式气囊面罩（BVM）换气或进行气管切开术。
· 如果未成功更换导管，阻塞气管造口并通气。
· 如果患者没有进行气道插管，则直接通过气管造口处进行通气。

图 15.16　气管切口阻塞的处理流程

（4）在面部和气管造口处连接氧气。

（5）使用吸痰管评估气管切口的通畅性。

（6）如果无法将吸痰管穿过气管造口，则必须更换导管，立即更换相同尺寸的导管。如果仍无法通过，可采用以下方法：

- 尝试小半个型号的导管。

- 将润滑的小号导管插入吸痰管。将吸痰管插入造口，然后尝试沿吸痰管引导新导管进入气管切口。

- 如果不成功，则移除气管造口管。

（7）检查呼吸。看、听、感觉，同时观察儿童的胸部呼吸运动。如果有呼吸，将儿童恢复适当的体位并继续评估；如果没有呼吸，必须立即进行心肺复苏。

（8）进行 5 次人工呼吸。

（9）如果已成功移除阻塞的气管造口管，并更换为新的气管造口管，应连接气囊通气（如果没有，则进行口对气管切口通气）。

（10）当未能更换气管造口管时：

- 如果儿童有完全或部分上气道插管，应堵住气管造口，给予经气囊或口对口的呼吸支持。

- 如果儿童没有气道插管，则直接通过气管造口进行通气。

6 总 结

在控制了致死性出血之后，气道和呼吸的管理在所有年龄段儿童中都是最重要的。儿童呼吸功能出现异常且迅速恶化的概率很高，必须选择适当且有效的复苏技术并尽快实施。

第 16 章

儿童循环系统的操作流程

学习目标

读完这一章，你能够：

▶ 建立外周静脉通路。

▶ 建立骨髓腔通路。

▶ 手动除颤。

1 静脉通路

建立静脉通路是转运危重患儿的关键步骤。虽然有许多建立静脉通路的方法，但是必须考虑到临床需要以及操作者的技能水平，以做出合理选择。

如果需要立刻给予药物或补液，那么必须在现场建立静脉通路。如果患儿通过直升机转运，应在转运前建立静脉通路，因为在飞行状态下很难进行静脉穿刺。如果通过公路转运，应当立刻停车完成静脉通路的建立。

如果 2min 内无法建立有效的静脉通路，或尝试两次静脉穿刺失败后，应考虑建立骨髓腔通路。

1.1 外周静脉通路

尽量避免长时间使用止血带，因止血带会引起患儿不适和恐惧。如果条件允许，可以让其他医护人员用手挤压手臂，不使用止血带，这种方法还能够有效固定患儿的肢体，利于穿刺。

手背及肘窝静脉是儿童常用穿刺点。婴幼儿常用足部静脉作为穿刺点，如果条件允许，可以利用踝关节中部的隐静脉进行标准经皮穿刺。经常使用穿刺针头回流血监测血糖水平。

Pre-Hospital Paediatric Life Support: A Practical Approach to Emergencies, Third Edition. Edited by Alan Charters, Hal Maxwell and Paul Reavley.

© 2017 John Wiley & Sons Ltd. Published 2017 by John Wiley & Sons Ltd.

1.1.1　所需器材

- 消毒皮肤使用的棉签。
- 尺寸合适的套管。
- 延长管，并用生理盐水冲洗。
- 注射器和生理盐水。
- 胶带。

1.1.2　操作步骤

（1）定位静脉。

（2）限制、固定儿童。

（3）另一个人协助压迫近端肢体或使用止血带。

（4）消毒皮肤。

（5）插入套管并用冲洗管连接三通阀门。

（6）释放肢体部位的压力（松开手或松解止血带）。

（7）用胶带固定套管。

（8）通过三通阀门向套管内注入 2~5mL 生理盐水，确保穿刺周围皮肤无肿胀。

（9）依据需要输注药物或微量泵入药物。

1.2　骨髓腔内给药

在许多危及生命的情况下血管通路的建立至关重要，如果 4 次静脉穿刺失败，则推荐建立骨髓腔通路。建立骨髓腔通路快捷、简便、可靠。而且先进辅助技术的出现使得建立骨髓腔通路变得简单。在临床危及生命的情况下，当多次静脉穿刺失败，建立静脉通路需要 2min 以上，或者医护人员无儿童静脉穿刺经验时，建立骨髓腔通路为首选。

在救治严重疾病或者创伤儿童时，除非救援者具有丰富的儿童静脉穿刺经验，否则均应首选建立骨髓腔通路。

1.2.1　所需器材

- 酒精棉签。
- 16G 的骨穿针和针芯（长度至少 1.5cm）。
- EZIO 钻具和针头。
- 5mL 注射器。
- 带有短延长管的三通接头，并用生理盐水冲洗。
- 20mL 或 50mL 注射器，或其他规格的注射器。
- 灌注液体。

1.2.2　使用 EZIO 钻建立骨髓腔通路的操作流程

（1）确定输液（即穿刺）位置，可选位置有胫骨粗隆下、股骨外侧髁、肱骨近端和髂前上棘。对于下肢无法穿刺或怀疑近端血管损伤的患儿，可进行肱骨近端穿刺。更多的穿刺方法将在技能部分进行阐述。

（2）清洁穿刺部位皮肤。

（3）垂直于皮肤 90°进行穿刺。

（4）进钻至合适深度。

（5）可抽出骨髓，并检测血糖水平。

（6）固定针头并冲洗。

（7）用 50mL 注射器通过三通器连接针头，并注入药物。

1.2.3　建立骨髓腔通路的操作技巧

（1）确认输液点，避开骨折部位，尤其是穿刺点近端肢体骨折。胫骨上端和股骨下端的穿刺点如图 16.1 所示。

（2）消毒穿刺点皮肤，如果患儿有意识，应给予局部麻醉。

（3）90°进针穿刺皮肤。

（4）继续旋转进针，直至有落空感。

（5）连接 5mL 注射器抽吸骨髓，确认穿刺位置。如果无骨髓流出，可注入少量（数毫升）生理盐水，若盐水流入顺畅，即可确认穿刺成功。

（6）检测抽出骨髓中的血糖浓度。

（7）连接三通器。

（8）向骨髓腔内推注治疗用的液体，但重力依赖的静脉输注装置无法使用此途径给药。

（9）将肢体固定于橙色夹板盒中（或类似装置），以便于识别。

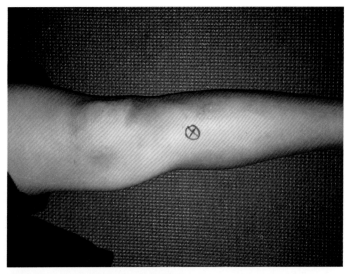

图 16.1　骨髓腔通路胫骨穿刺点

> **骨髓腔注射位置**
> **_胫骨_**
> ·胫骨前方，距胫骨结节内侧下 2~3cm 处。
> **_股骨_**
> ·前外侧面，外侧髁上方 3cm 处。

2 液体管理

严重休克的患儿需要立即输注液体。必要时应立即进行骨髓腔内穿刺建立输液通路。如果通过公路转运患儿，建议停车进行穿刺。

2.1 液体量

儿童循环血容量为 80~90mL/kg。对于低血容量休克患儿，应以 10mL/kg 的补液量快速输注，并且输液后立即再次评估。由于医疗条件的差异，有效地补液对于休克患儿来说仍然是一项挑战。若患儿有创伤、糖尿病酮症酸中毒（DKA）或心血管疾病时，输注液体应尤其小心。输入过多液体对于这类患儿十分危险，输液量应控制在 5mL/kg，必要时反复输注，以达到治疗效果。

基本原则

● 初步复苏应使用 0.9% NaCl 溶液或哈特曼（Hartmann）液（一种等张静脉注射液，与林格液成分相似）。

● 如需要，对所有输注液体适当加温。

● 严禁使用低张力 / 低钠液体进行复苏。

● 使用注射器和三通器给药更加快捷、准确。骨髓腔通路由于无法单独依靠重力驱动，因此必须使用这种方法输注液体。

● 输液量 10mL/kg（有创伤、心血管疾病、DKA 的患儿输液量为 5mL/kg）。

● 若使用 10% 的葡萄糖溶液纠正低血糖，每次使用后都应再次评估，但这部分液体量不计入复苏总液体量。

● 确保准确记录输液量、输注种类和输注时间，确保入院后能够准确交接。

2.2 糖尿病酮症酸中毒（DKA）

DKA 死亡的一个重要原因是脑水肿，可能是由于静脉输注速度过快或输液量过多导致。一个 DKA 患儿即使已经存在明显脱水也很少出现休克，因为体液异常已经持续了相当长的时间。因此，对于所有 DKA 患儿都不建议给予任何静脉输液，除非他们表现出明显的休克迹象，如果出现这种情况，可给予 5mL/kg 液体输注。若休克未纠正，可重复给予一次。如果转运时间过久（或撤离延误），需在高年资医生指导下给予进一步输液治疗。

3 人工除颤

3.1 要 求

为达到最佳效果，除颤必须快速、有效地进行，要求如下：

- 选择正确的除颤电极。
- 除颤电极放置正确。
- 除颤电极接触良好。
- 选择正确的除颤能量。

除颤器种类很多。很多新款除颤器采用可粘贴的除颤电极片，老式除颤器可能是使用电极板。院前儿科生命支持提供者应该熟练使用不同类型的除颤器。但是，由于儿童对能量的需求与成人不同，大多数自动或半自动除颤器都不适用于 8 岁（体重 <25kg）以下的儿童。因此，对于年龄较小的儿童应当使用能够调节能量的手动除颤器或者专门为儿童设计的自动除颤器。

3.2 除颤电极

3.2.1 除颤电极的正确位置

常用位置为前外侧，将一个除颤电极放在左侧腋中线下端，另一个放在右侧胸骨旁、右侧锁骨下方（图 16.2）。

如果采用前后位放置，将一个除颤电极放在胸骨下部的左侧，另一个放在左肩胛骨尖端下方（图 16.3）。婴儿的除颤电极放置如图 16.3 所示。

3.2.2 除颤电极片 / 电极板接触良好

应使用凝胶板，使用时应给予适当压力按压，使之充分接触皮肤。

3.2.3 选择正确的除颤能量

具体内容详见第 7 章。

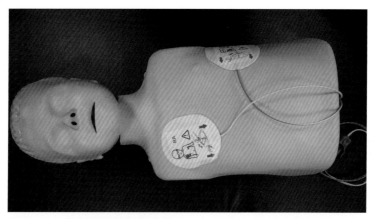

图 16.2 前外侧除颤电极位置

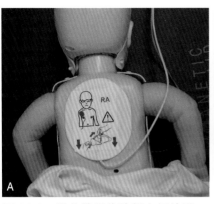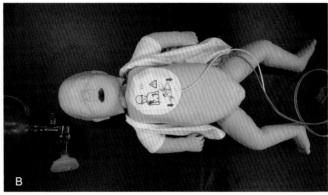

图 16.3 婴儿前后位除颤电极放置

3.2.4 安全性

除颤器可产生足以使心脏停搏的电流。在电除颤之前，使用者必须确保其他救援人员与患儿（或车轮）之间无直接或间接接触（水潭等）。除颤器充电时，应确保除颤电极正确放置在患儿胸部。

> 应尽量缩短基础生命支持暂停的时间（详见以下步骤 4~9）。

3.3 操作流程（必要时应停车之后进行）

（1）确认心脏停搏。

（2）进行持续胸外心脏按压。

（3）应用有可黏合电极片的除颤器。

（4）选择除颤能量（4J/kg）。

（5）确保除胸外心脏按压人员外无其他人接触患儿。

（6）按压充电按钮。

（7）等待除颤器充电完毕。

（8）大声通知周围的人远离患儿。

（9）确保所有人已远离。

（10）进行电除颤。

（11）继续胸外心脏按压 2min，期间无须检查心律。

（12）2min 后再次评估心律，如果出现心室颤动或无脉性室速心动过速持续存在，可重复步骤 1~11 并再次进行除颤。

第 **17** 章

儿童外伤的处理

学习目标

读完这一章，你能够学会：

▶ 封闭胸部开放伤。

▶ 胸腔穿刺减压。

▶ 手指胸廓造口术。

▶ 脊柱固定术。

▶ （伤者）头盔摘除。

1 关闭胸部开放伤口

1.1 简 介

开放性气胸是常见的胸部外伤并发症。气体可通过伤口进入胸膜腔，影响肺通气，如不及时处理可能导致呼吸衰竭，甚至危及生命。因此封闭伤口是恢复正常肺通气的关键步骤，应在控制出血及开放气道后立即进行。封闭伤口的目的是使胸膜腔的气体排出体外，同时防止吸气时气体再次进入胸膜腔。为达到这个目的，所有胸部穿通伤都应用适当的敷料包扎。用密闭性功能敷料包扎开放性气胸可将其转变为张力性气胸。

1.2 封闭伤口

以往对于开放性气胸（胸部明显创口）的处理，通常采用传统的敷料包扎方式。但是随着胸腔密封贴的出现，这一方法正逐渐被淘汰，成为备选方案。目前市面上常用的有 Asherman、Bolin 和 Russell 等品牌的胸腔密封贴（图 17.1）。这些密封贴都要满足同一个前提，即封闭伤口并防止外界气体通过伤口进入胸膜腔造成张力性气胸。需要注意

Pre-Hospital Paediatric Life Support: A Practical Approach to Emergencies, Third Edition. Edited by Alan Charters, Hal Maxwell and Paul Reavley.

© 2017 John Wiley & Sons Ltd. Published 2017 by John Wiley & Sons Ltd.

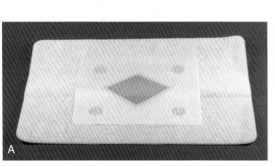 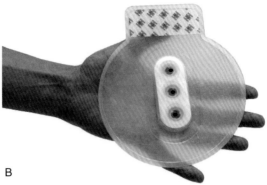

图 17.1 A. Russell 胸腔密封贴。B. Bolin 胸腔密封贴

的是，无论选择何种处理方式，都需要反复多次评估患儿的病情，如果病情出现恶化，必须立即检查伤口包扎情况。

2 胸腔减压术

2.1 胸腔穿刺减压术

胸腔穿刺减压术是治疗张力性气胸的有效方法。该方法操作简便，并可显著降低患儿的死亡率，操作完成后应对患儿进行仔细评估。如果患儿出现张力性气胸复发的情况，需重复上述操作。确保在到达医院时仔细向院方交接已采取的穿刺减压措施。

2.1.1 操作器材（最低要求）

- 皮肤消毒棉球。
- 大针头的静脉穿刺套管（尽可能大）。
- 5~10mL 注射器。
- 胶带。

2.1.2 操作步骤

（1）选定患侧的锁骨中线第 2~3 肋间（图 17.2）为穿刺点（通过呼吸音减弱，与未受累侧相比叩诊过清音，并在终末期出现气管偏离来确定）。

（2）术野皮肤消毒。

（3）将注射器与套管连接。

（4）将穿刺针连同静脉套管插入穿刺部位，抽出气体（图 17.2）。

（5）拔出穿刺针，保留套管。

（6）监测患儿病情变化，如出现恶化，可再次行胸腔穿刺术，穿刺点应选择锁骨中线第 4~5 肋间（图 17.3）。

（7）如果患儿已给予机械通气，需进一步行"指胸造口术"；如果院外滞留时间较长还需行胸腔引流术。

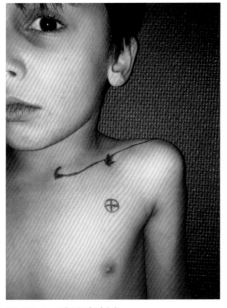

图 17.2　胸腔穿刺点

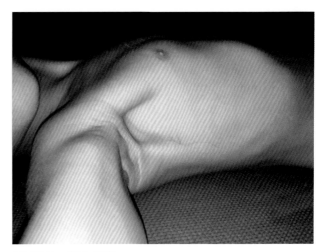

图 17.3　安全三角

注意：胸腔穿刺术后需进行引流！

2.2　指胸造口术

2.2.1　适应证

对于行机械通气的患儿，如果考虑存在张力性气胸，需行指胸造口术，以降低胸膜腔压力。救援人员需接受此类培训。

2.2.2　操作器材（最低要求）

- 皮肤消毒棉球。
- 一次性手术刀。
- 组织钳。

2.2.3　操作步骤

（1）保持患侧上肢外展 >90°，暴露出"安全三角"，即胸大肌的外侧边界与背阔肌的前边界为两边、腋窝为顶点的三角形区域（图 17.3）。

（2）用手术准备液或皮肤消毒棉球擦拭进行胸部术野消毒。

（3）选取第 4~5 肋间、腋中线前方为穿刺点，并确保其位于安全三角内。

（4）沿肋缘用一次性手术刀进行造口，长 3~4cm，深至皮下组织。

（5）用组织钳分离肌层、胸膜层，造口大小约 1 指粗。

（6）将手指插入造口，确保进入胸膜腔，拔除组织钳。

（7）手指旋转，探查胸腔脏器，同时让胸膜腔内气体逸出。

（8）用胸腔密封贴封闭造口。

（9）消毒所有手术器械。

3 脊柱护理

3.1 适应证

当严重怀疑患儿有脊柱损伤时，应先徒手固定患儿脊柱，然后等待脊柱固定设备到位。脊柱固定长板在紧急撤出现场时使用，不能作为转运患儿的首选设备，有条件时优选担架或真空气垫。

对于可能存在血栓的患儿，最大限度地减少人为干预是基本原则。这要求能够正确使用固定设备，避免转运和后续救治过程中不必要的操作。

这并不是新提出的原则，已有临床实践证实：使用过多的固定器械，频繁翻动患儿，到医院后立即更换固定设备对患儿都是有害的。

3.2 颈椎固定

尽管严重的颈椎并发症在儿童创伤中并不多见，但也需要引起足够的重视，严重外伤患儿要考虑到颈椎损伤的可能。需要注意的是，在摘除颈部保护装置前，应对患儿进行仔细的检查和评估，这在事发现场通常无法实现。但是意识清楚的患儿因受到惊吓和恐惧，往往对检查表现出抗拒。因此，颈椎固定术仅应用于可配合的患儿。对于颈部穿刺伤的患儿，不建议给予颈椎固定。

目前已不建议用颈托对患儿的颈部固定。如果需要固定脊柱，首先选择徒手中线固定法（图 17.4），直到真空床垫 / 铲式担架、头部垫块和绷带到位。

保持患儿头部与脊柱居中直线位置比头部成角位置更便于运送患儿，在移动患儿头部使之成为直线位置时如果出现以下情况，应立即停止操作：

• 移动时出现阻力。

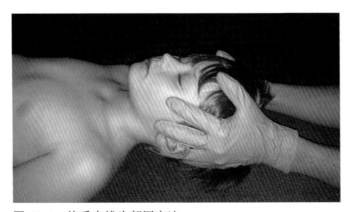

图 17.4　徒手中线头部固定法

- 移动引起疼痛。

- 观察到神经功能障碍加重。

当用手固定患儿头部时，切记不要捂住患儿耳朵，这样做会减少与患儿的交流，并引起其恐惧。

切记，儿童枕部相对突出，尤其是小于 12 个月的婴儿，固定头部正中位时颈部容易弯曲，因此要使用肩部衬垫辅助使头部保持中正位。

4 院前固定设备

4.1 简 介

目前用于脊柱固定的设备多种多样（图 17.5），当患儿有相应适应证时应鼓励其积极使用。院前急救医生应选取最合适的固定设备。如果当时的环境中得不到或没有合适的设备，可随机应变。记住，对于年幼的患儿，比起商业设施，父母作为人体夹板常常能发挥最大限度的固定作用。如果选择这种方法，父母在转运患儿的过程中必须小心谨慎（不要随便移动）。

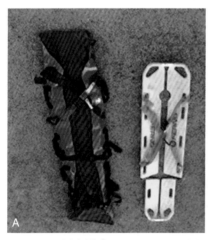 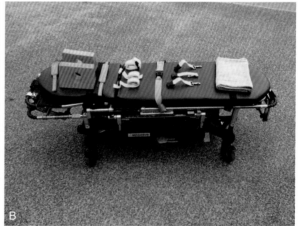

图 17.5 固定设备

4.2 特殊情况

对于惊恐、不能配合的患儿，以及低氧血症和烦躁的患儿使用衬垫和绷带固定反而可能加剧患儿颈椎的晃动，因为他们会挣扎以摆脱束缚。此时如果患儿可耐受，可首先采用徒手中线固定法保持患儿体位稳定，并进行安抚镇静。

怀疑颈椎损伤的患儿，在从事故发生地运往医院的途中，应尽量减少不必要的操作，操作时要慎重。尽量不要移动患儿，如果可能，尽量采取单一运动原则。有时患儿在应用装置固定并转运前，需要使用解救装置先将其从现场解救出来。

如果可能，在转移和固定患儿的过程中要尽可能继续使用撤离时使用的设备（非必要不更换设备）。

4.3 铲式担架

铲式担架的使用如图 17.6 所示。铲式担架因其可拆卸的属性，仅需微倾身体，即可从两侧分别将担架的两叶置于患儿底部，并保持体位固定，避免翻滚患儿，缩短了从事发地到医院的时间。如果去医院的时程超过 45min，且患儿病情相对平稳，可选择带有真空气垫的运输设备，以避免发生压伤。

按照单次移动原则，固定在担架上的儿童都应去除衣物，从而避免在最终护理时进行不必要的操作。应认识到院前环境和患儿尊严问题，由于使用担架会暴露皮肤，因此应对这种方法进行改进。

应确保用头枕和皮带将患儿固定到担架上，因为现场不一定能找到市售的头枕和皮带。

4.3.1 抢救设备

- 铲式担架。
- 绷带。
- 被单 / 衬垫。
- 头部垫块，绷带 / 衬垫。

4.3.2 操作步骤

（1）使用徒手直线颈椎固定法保持患儿体位。

（2）安抚患儿并告知要实施的抢救措施。

（3）调节担架至合适长度。

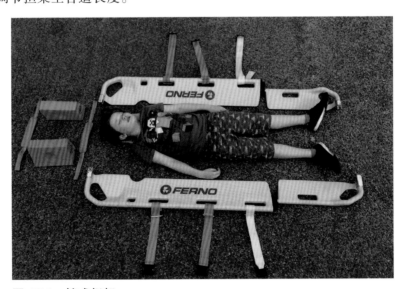

图 17.6 铲式担架

（4）分别将担架两叶置于患儿底部。

（5）第二名救援人员将一只手置于患儿对侧肩部，另一只手置于患儿对侧髂前上棘。

（6）轻微倾斜患儿（<15°），由另一名救援人员先将一叶担架插入患儿底部，同时固定患儿头部的救援人员应配合患儿体位变换调整头部姿势，保持与身体同步。切记避免翻滚患儿。

（7）将另一叶担架插入患儿底部。

（8）仔细检查后合并两叶担架，先头端，后脚端，避免损伤患儿皮肤。

（9）用3条束带先后固定患儿胸部、骨盆及双膝关节。一定要用毛毯填充患儿身体与担架间的空隙。确保系好安全带，先从胸部开始，依次向下固定好身体。

（10）固定患儿头部。适当调整头部垫块的角度。确保头部安全固定。

（11）将患儿从担架上转移下来时顺序与上述步骤相反。

4.4　头部垫块、束带、衬垫和绷带的使用

4.4.1　设　备

- 头部垫块和束带（成品）。
- 被单和绷带（临时获得）。

4.4.2　操作步骤

（1）确保1名救援者在整个过程中使用徒手中线法固定患儿头部检查束带。

（2）确保束带/绷带连接牢固，然后用头端束带/绷带固定患儿前额。

（3）将头部垫块与被单/衬垫置于患儿两侧。

（4）用前额束带/绷带将患儿的前额固定在固定装置上。必须同时固定绑带的两端，以避免头部移动。

（5）确保束带/绷带连接牢固，用另一端固定患儿下颌（图17.7），偶尔也会用沙袋固定头部，但是沙袋会对颈部产生过大的压力，因此不建议用于院前抢救。建议使用前文介绍的方法。

救援人员应根据具体情况决定是否行全脊柱防护，因为头垫和其他固定器材会造成不适感，而且全脊柱固定也会增加患儿误吸的风险，因为这类患儿不能彻底排出肺内的液体。

4.5　真空气垫

真空气垫可以让患儿在较舒适的条件下转运到医院，并且省去了头垫、肩垫等的使用，缺点是容易破损。目前真空气垫的使用仍少于铲式担架和普通担架，但其固定效果更好，而且很少发生压伤。年龄较大的儿童可直接使用成人型号的真空气垫，不需要调整。年龄较小的儿童可使用成人的下肢真空托板作为替代，同样具有良好的固定效果和舒适度。

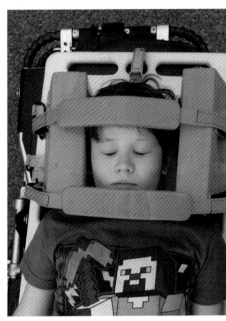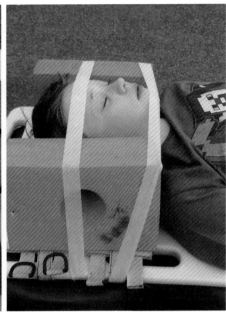

图 17.7 头垫和束带的使用

4.5.1 简易抢救设备

- 有束带的真空气垫（图 17.8）。

- 束带。

- 被带 / 棉垫。

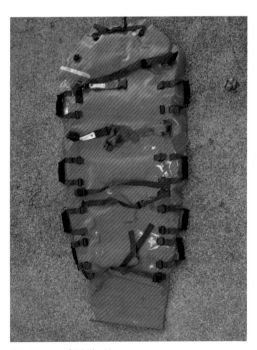

图 17.8 真空气垫

4.5.2　操作步骤

（1）确保一名救援人员在整个过程中固定患儿头部（徒手中线固定法）。

（2）安抚患儿并告知要实施的抢救措施。

（3）避免锋利物品接触真空床垫。

（4）用铲式担架抬起患儿（方法同前所述）。

（5）将患儿置于床垫中心，盖上被单。

（6）撤除铲式担架（方法同前所述），保持患儿头部固定，在转移到真空床垫时也保持稳定。

（7）沿患儿身体翻起床垫边缘与患儿贴合，填补空隙，并充分支撑头部。轻轻拉紧安装在床垫上的皮带将有助于将边缘保持在适当位置，直到床垫变硬为止。

（8）排空床垫中的气体（图17.9）。

（9）用医用束带固定患儿，尤其注意固定头部。

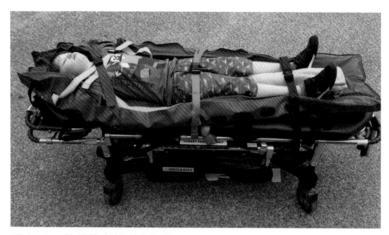

图17.9　使用状态的真空气垫

4.6　骨盆夹板

4.6.1　适应证

对于骨盆损伤的患儿，应尽快进行固定，最好能在失代偿出血和血栓形成之前。因此应在早期检查患儿循环状态时就应用骨盆夹板固定。

评估有外伤的患儿时，应当尽快对骨盆进行固定和镇痛。有意识的患儿可诉下背部、腹股沟或臀部疼痛。使用骨盆夹板固定后，如果患儿循环系统稳定，可在转运前给予镇痛处理。

4.6.2　操作步骤

（1）用夹板保护患儿髋部，防止接触摩擦，保持体位固定。

（2）将夹板固定在患儿的股骨大转子位置。

（3）放置好后，移除上方夹板。

（4）剪去衣物，保持夹板直接与皮肤接触。

（5）保持骨盆固定带位于大转子水平，然后按说明拉紧（图 17.10）。

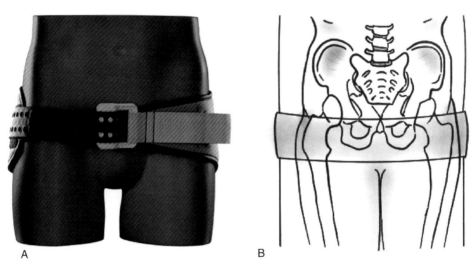

图 17.10　A. SAM 骨盆悬带。B. 靠近大转子的夹板（经许可摘自 The Royal Children's Hospital, Melbourne, Australia. www.rch.org.au/clinicalguide）

4.7　长脊柱板和救护板

目前虽然很多医疗单位仍在使用脊柱板，但已不再推荐常规用于固定儿童，仅可用于紧急营救，并且在抬出患儿后，应尽快转移至铲式担架上。

4.8　摘除头盔

自行车头盔或者摩托车头盔的摘除至少需要 2 人配合完成，操作过程中应避免移动患儿的脊柱。

摘除儿童头盔前应先采取以下措施：

（1）采集机械性外伤病史。

（2）安抚患儿及其父母并告知抢救措施。

（3）完善局部神经系统检查。

（4）一名救援人员跪在患儿头侧，固定其头部，并用双手抓住头盔下沿。

（5）另一名救援人员打开头盔面罩，解开或剪断下颌固定带，然后一只手托住患儿颈椎后部，另一只手的拇指和食指托住患儿的下颌，保持头部固定（图 17.11）。

（6）第一名救援人员开始前后旋转头盔使松动，并向自己方向轻柔拔下头盔，直到头盔面板与患儿的鼻子接触为止，通过枕骨部位时应谨慎。

（7）可能需要进一步抬起头盔面板，使鼻部和额头脱离。

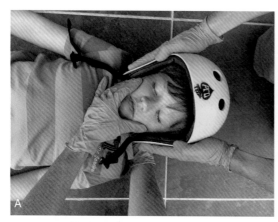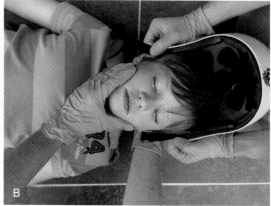

图 17.11　摘除头盔

（8）经头部前侧摘除头盔。

（9）将患儿移至铲式担架等转运设备，用束带和头垫固定患儿。

（10）进行简单的神经系统检查。

当儿童躁动不安时，不应完全固定，以避免引起更严重的颈椎损伤。

4.9　儿童安全座椅

如果患儿病情稳定，可连带安全座椅一起运送至医院。需注意安全座椅是否完好以及是否可稳妥安置入救护车内。

4.10　滚筒式翻转

为避免加重未识别的脊髓损伤，应尽量避免移动患儿。如果必须移动患儿的脊柱，例如再次评估时的背部查体，需采用滚筒式翻转法（图 17.12），但不再推荐用该方法将患儿移动至担架等固定设备上。

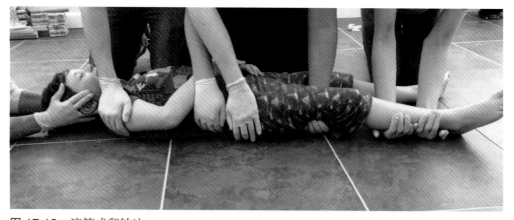

图 17.12　滚筒式翻转法

第 **18** 章

军事环境中的儿童院前急救

学习目标

读完这一章，你能够：

▶ 了解军事部署区域转运儿童的挑战和差异。

1 引 言

在绝大多数军事部署区都能看到儿童来军队医疗机构就诊的情况。大多数情况下，军队院前转运人员很少或几乎没有儿科经验。在院前环境中，你就是儿科医生，负责军队部署的人员应该提前想到军事医疗中儿科患者的不同需要，以及他们可能受到的影响。正如本书前文所描述，处理儿科患者不必过度紧张和焦虑。事实上，军队人员从前期训练中获得的知识和技能，临床经验，以及军队的各项规章制度和治疗流程，都能够直接适用于儿童。

2 发展中国家的儿童现状

发展中国家的儿童死亡率比发达国家要高得多，在一些地区，5岁以下儿童的死亡率超过200/10万出生儿童，而在英国这个数字为40/10万出生儿童。出生后1个月内婴儿死亡的首要原因是早产，腹泻和肺炎占所有死亡患儿的一半。大约7%的患儿死于创伤。

儿童死亡的影响因素包括：

- 水源和卫生设施。
- 营养状况。
- 传染性疾病。

Pre-Hospital Paediatric Life Support: A Practical Approach to Emergencies, Third Edition. Edited by Alan Charters, Hal Maxwell and Paul Reavley.

© 2017 John Wiley & Sons Ltd. Published 2017 by John Wiley & Sons Ltd.

- 安全的标准。

- 可获得的保健资源及产妇护理情况。

军事医护人员应当了解相应战区内可能存在的传染病。由于当地缺乏有效的疫苗，因此该区域内儿童可能患有发达国家罕见或从未发生过的疾病，包括：

- 疟疾。

- 结核。

- 白喉。

- 破伤风。

- 脊髓灰质炎。

- 伤寒。

- 寄生虫病。

3　部署准备

军事行动的性质将决定是否有儿童需要救治，可以是 0，也可以很多，比如在人道主义医疗救治中心。医疗计划取决于行动任务及医疗情报。一旦确定要救治儿童，就需要考虑培训、装备、人员评估和医疗单位级别。指挥官应认识到，医疗人员在救治儿童患者时比面对其他患者更加焦虑，并意识到可能出现或已经出现的治疗失败对官兵士气、行动力和荣誉感产生的负面影响。因此需要在执行前进行充分准备。

每位官兵均应做好充分的思想准备。卫生保健人员应正确认识自己的能力和技术水平。预部署的装备中应包括任务相关的培训材料，但只有医护人员自己才能判断是否有能力进行儿童的救治。全体人员应确保配备合适的培训材料，《儿童院前生命支持》（*PHPLS*）就是很好的儿科临床培训教材。除需要具有临床技能和知识外，军人应充分了解战区内设置的各种医疗机构的位置、功能和收容量，包括其他国家军队设立的救治机构、非政府组织（Non-Government Organization，NGO）和当地医疗机构。

4　资　质

在所有军事部署中，医疗资质（medical rule of eligibility，MRoE）是决定儿童能否在军队医疗机构中进行救治的关键。在人道主义方面，军队可以为当地儿童提供一定的医疗救助，但在绝大多数进攻任务中，救治任务会被极大地限制。军队医疗的首要任务是提供医疗支持，确保任务成功。在军事冲突当中，军医会首先保证军人的安全，因此为了保证救治水平和收容能力，军队医疗设施往往很难保证当地居民包括儿童能够得到有效的救治。

初级医疗专业人员需要提供挽救生命、视力、肢体的急救处理，而不需要做出是否该对患儿进行救治的决定。儿童是否应当在第一时间获得救治是由当时的指挥官来决定的，但决定权往往也可能被移交给在场的军医、上级医生和高级别护理人员。医疗指挥系统能够在后续治疗中提供建议和指导，例如是否撤离到二级或三级救治机构。需要向后方撤离的患儿在医疗救治链内应当处于优先级别。

儿童可被安排在非紧急救治队列内。这种情况下可引导他们前往当地医疗机构或非政府组织设立的医疗机构中。除非军队医疗机构接到命令必须提供非紧急救治服务。

5 装　备

军队医疗机构中儿科专用装备会受到儿童所占救治比例大小的影响。相关文献表明，阿富汗和伊拉克的冲突中，儿童伤员在所有伤员中占 4%~7%。尽管这些儿童患者数量不多，但是他们占用了 20% 的重症监护床位，且住院时间长，需要更多的临床治疗，因此相比于军人伤员来说，接纳儿童患者会给军队医疗资源带来不小的压力。一旦军队和医疗计划评估中发现儿童救治压力高于常规，就需要增加装备的投入。无论你手头是哪种儿科专业装备和器材，都必须熟悉及掌握其使用方法，以及相关局限性。

6 儿童军事创伤

儿童会不可避免地卷入军事冲突中，所以很有可能遭受军事创伤。儿童很大程度上会受到与成人相同的伤害，尽管有细微不同，但都是军事创伤。军队相关人员经过培训能够使用军事创伤生命支持系统来评估和治疗儿童军事创伤。当使用相同的系统来处理儿童患者时，应特别注意儿童生命体征与成人的差异。绝大多数致命伤的生命支持治疗与成人基本一致。军队院前转运系统应加强军事创伤的治疗，以适应儿童的相关需求。

7 大量输血

绝大多数救治的第一环节并不包括输注血液制品（简称输血）。通常情况下，输血是由高级院前救治团队负责，如英国医疗应急反应分队。如果备有血液制品，应严格按照军队儿科大量输血管理制度进行管理。比如成人创伤后首先应给予适量的血液制品，而不是晶体液。

儿童创伤后输液流程总结如下：

- 创伤后 1h，应复苏至儿童可触及桡动脉搏动，婴儿可触及肱动脉搏动。
- 所有血液制品应以 1:1 的比例，按照 5mL/kg 静脉输注。
- 氨甲环酸按照 15mg/kg 给予，最大剂量不超过 1g。
- 10% $CaCl_2$ 溶液按照 0.2mL/kg 给予，最大剂量不超过 10mL。
- 第 1h 后，继续补液至血流灌注量达到正常水平。

8 向后方转运和出院

第一轮评估和处置后的转运选项包括：

- 回家。
- 转至当地医疗机构。
- 转至非政府组织设立的医疗机构。
- 进行第 2 轮或第 3 轮处置。

最好转运至当地医疗机构或非政府组织设立的医疗机构，而不是直接转运至军队医院。应当详细了解相关医疗资源的配置、医院收容能力及具体地址。

如果患儿需转移至二级或三级军队医疗机构，应按照常规向上级汇报。二级、三级医疗机构是否能够救治儿童患者取决于其收容能力、医疗技术水平和医疗资质。

9 道德决策

有时会出现无法救治儿童的情况，为了患儿的最大利益，必须做出艰难的决定。而有时长时间持续护理患儿不切实际，比如，在发达的医疗系统中，大面积烧伤的患儿能够得到有效医治；而在医疗资源有限的环境下，如果没有治疗复杂烧伤患儿的专业人员，那么大面积烧伤的患儿几乎没有治愈的希望，因此可以不给予治疗，而是进行临终关怀或护理。这种情况非常棘手，但是却真实存在于军事医疗过程中。每一位军事医疗人员均应做好相应的思想准备。初级医疗救援人员不需要做这种决定，而应向上级汇报，等待指示。

10 安全措施

不同的文化背景有着不同的安全保障措施。从发达国家的视角来看，一些地区的社会保障和儿童保护措施并不完善，甚至根本没有相关设施。军队人员有绝对责任保障军事医疗机构中的儿童不受任何伤害，并尽一切可能保障儿童在出院后不受到新的伤害。儿童应始终由父母或监护人陪同。但是，如果让父母或监护人陪同患儿治疗存在军事安全风险，应首先保证军事安全。如果患儿在后续撤离过程中无监护人陪同，应确认患儿及其父母或监护人的身份，以保障患儿出院后的安全。

附录

儿科急诊参考卡

　　本附录中的卡片是儿童院前急救的快速参考工具示例，又被称为"年龄个体化参考工具"，来自英国 Bristol 的大西部航空救护公司。每张卡片提供不同年龄的平均体重、生命体征的正常范围（基于第 50 百分位数），以及危重症患儿救治团队常用的设备、药物及其参考剂量。经卡片的最初设计者 Karol Habig 和 Chris Hill 允许后，由使用者——悉尼直升机紧急医疗服务（Helicopter Emergency Medical Service，HEMS）人员进行了修订（更新内容见网址 www.alsg.org）。

　　大西部航空救护是一个慈善资助的空中救护机构，成立于 2007 年，该机构的危重救治专家团队和 HEMS 医生小组作为西南 NHS 救护车服务基金会的一部分，向英国西南部 230 万居民——所有年龄段的患者提供全方位的院前危重救护。他们平均每天接诊 4.6 次，其中约 10% 是 16 岁以下有严重疾病或重大创伤的儿童。

儿科急诊参考卡

为儿科患者提供快速参考

不同年龄的卡片包括：

PHEA 要素

重症监护参考

儿科处方

仅供参考
请结合个人临床经验判断

大西部航空救护

体重估计值引自儿童高级生命支持 APLS 6e 部分。

如果您知道实际（最近）的体重，或者患者体重看起来比同年龄儿童显得大或小，请使用适当的参考卡以避免剂量过多或不足。

· 确保熟悉设备并始终遵循标准操作程序。

· 确保 Zoll X 系列监护仪/除颤器的除颤能量状态正常。

· 在准备或使用任何鼻内药物之前，请参阅鼻内药物 SOP，了解无效腔的管理。

· 重新配制任何药物前请参考本资料。

版本 2.08JBJT，2016 年 11 月

这些卡片旨在为儿科急症的治疗提供指导，所有临床医生都应该根据实际临床情况进行判断。

如果您有问题或意见，请发送至以下电子邮箱：

Jim.blackburn@doctors.net.uk

&

James.tooley@nhs.net

版本 2.08JBJT，2016 年 11 月

23 周早产 – 0.5kg

液体 – 其他			
10% 葡萄糖	2.5mL/kg	1.3mL	
高渗盐	3mL/kg	n/a	

心血管			
电除颤 4J/kg	—	—	
肾上腺素（1:10 000）10µg/kg	5µg	0.05mL	心脏停搏
胺碘酮 5mg/kg（30mg/mL）	2.5mg	0.08mL	心脏停搏
碳酸氢钠（8.4%）	0.5mmol	0.5mL	心脏停搏/心源性
氯化钙（10%）	—	0.05mL	心源性/血液
肾上腺素（1:100 000）0.15µg/kg	0.08µg	0.01mL	强心
肾上腺素（1:1 000）10µg/kg	5µg, IM	0.005mL	过敏反应
肾上腺素（1:100 000）1µg/kg	0.5µg, IV	0.05mL（1:100 000）	过敏反应
阿托品（20µg/kg）600µg/mL	10µg	0.02mL	心率 60/min
腺苷（150µg/kg）3mg/mL	0.08mg	0.03mL	SVT

其他			
头孢曲松（50mg/kg）100mg/mL	25mg	0.25mL	败血症
安定 IV（0.4mg/kg）10mg/mL	0.2mg（最多 2 剂）	0.02mL（最多 2 剂）	抽搐
芬太尼喷鼻（1.5µg/kg）50µg/mL	不适用于早产儿		
TXA（15mg/kg）100mg/mL	7.5mg	0.08mL	外伤

23 周早产 – 0.5kg

---

23 周早产 – 0.5kg

正常生命体征			
呼吸频率	潮气量	心率	收缩压
40~60/min	BVW ± 3mL	120~160/min	>30mmHg

补液量			
5mL/kg	10mL/kg	20mL/kg	血液—5mL/kg
2.5mL	5mL	10mL	2.5mL

气道			
气管插管尺寸		喉罩	Miller 0 喉镜
2.5mm 无囊导管	气管插管深度 6.5cm	探条 =6Ch（新生儿）	i-gel=n/a

院前急诊麻醉			
芬太尼	3µg/kg / 50µg/mL	1.5µg	0.03mL
氯胺酮	不适用于早产儿		
罗库溴铵	1mg/kg / 10mg/mL	0.5mg	0.05mL

镇静			
吗啡	0.1mg/kg / 1mg/mL	0.05mg	0.05mL
咪达唑仑	0.1mg/kg / 1mg/mL	0.05mg	0.05mL
氯胺酮	不适用于早产儿		

23 周早产 – 0.5kg

27 周早产 - 1kg

正常生命体征

呼吸频率	潮气量	心率	收缩压
40~60/min	BVW ± 6mL	120~160/min	>40mmHg

补液量

5mL/kg	10mL/kg	20mL/kg	血液 -5mL/kg
5mL	10mL	20mL	5mL

气道

气管插管尺寸	气管插管深度	喉镜	Miller 0 喉罩
3mm 无囊导管	7cm	探条 =6Ch（新生儿）	i-gel=n/a

院前急诊麻醉

药物	剂量	容量
芬太尼 3μg/kg 50μg/mL	3μg	0.06mL
氯胺酮	不适用于早产儿	
罗库溴铵 1mg/kg 10mg/mL	1mg	0.1mL

镇静

药物	剂量	容量
吗啡 0.1mg/kg 1mg/mL	0.1mg	0.1mL
咪达唑仑 0.1mg/kg 1mg/mL	0.1mg	0.1mL
氯胺酮	不适用于早产儿	

27 周早产 - 1kg

27 周早产 - 1kg

液体 - 其他

10% 葡萄糖	2.5mL/kg	2.5mL
高渗盐	3mL/kg	n/a

心血管

药物	适应证	剂量	容量
电除颤 4J/kg		5J	
肾上腺素（1:10 000）10μg/kg	心脏停搏	10μg	0.1mL
胺碘酮（5mg/kg）30mg/mL	心脏停搏	5mg	0.17mL
碳酸氢钠（8.4%）	心脏停搏 / 心源性	1mmol	1mL
氯化钙（10%）	心源性 / 血液	—	0.1mL
肾上腺素（1:100 000）0.15μg/kg	强心	0.15μg	0.02mL
肾上腺素（1:1 000）10μg/kg	过敏反应	10μg, IM	0.01mL
肾上腺素（1:100 000）1μg/kg	过敏反应	1μg, IV	0.1mL（1:100 000）
阿托品（20μg/kg）600μg/mL	心率 60/min	20μg	0.03mL
腺苷（150μg/kg）3mg/mL	SVT	0.15mg	0.05mL

其他

药物	适应证	剂量	容量
头孢曲松粉（50mg/kg）100mg/mL	脓血症	50mg	0.5mL
地西泮 IV（0.4mg/kg）10mg/mL	抽搐	0.4mg（最多 2 剂）	0.04mL（最多 2 剂）
芬太尼喷鼻（1.5μg/kg）50μg/mL		早产儿不用	
TXA（15mg/kg）100mg/mL	外伤	15mg	0.15mL

27 周早产 - 1kg

BVM：阀式气囊面罩；IM：肌内注射；IV：静脉注射；SVT：室上性心动过速；TXA：氯甲环酸

33 周早产 - 2kg

液体 - 其他

10% 葡萄糖	2.5mL/kg	5mL
高渗盐	3mL/kg	n/a

心血管

电除颤 4J/kg		10J	
肾上腺素（1:10 000）10μg/kg	心脏停搏	20μg	0.2mL
胺碘酮（5mg/kg）30mg/mL	心脏停搏	10mg	0.33mL
碳酸氢钠（8.4%）	心脏停搏/心源性	2mmol	2mL
氯化钙（10%）	心源性/血液	—	0.2mL
肾上腺素（1:100 000）0.15μg/kg	强心	0.3μg	0.03mL
肾上腺素（1:1 000）10μg/kg	过敏反应	20μg, IM	0.02mL
肾上腺素（1:100 000）1μg/kg	过敏反应	2μg, IV	0.2mL（1:100 000）
阿托品（20μg/kg）600μg/mL	心率 60/min	40μg	0.07mL
腺苷（150μg/kg）3mg/mL	SVT	0.3mg	0.1mL

其他

头孢曲松（50mg/kg）100mg/mL	败血症	100mg	1mL
安定 IV（0.4μg/kg）10mg/mL	抽搐	0.8mg（最多2剂）	0.08mL（最多2剂）
芬太尼喷鼻（1.5μg/kg）50μg/mL	不适用于早产儿		
TXA（15mg/kg）100mg/mL	外伤	30mg	0.3mL

33 周早产 - 2kg

33 周早产 - 2kg

正常生命体征

呼吸频率	心率	收缩压
40~60/min	120~160/min	>40mmHg

补液量

	潮气量 BVW ± 12mL	
5mL/kg	10mL	血液 -5mL/kg
20mL/kg	40mL	10mL

气道

喉罩	Miller 0/1 喉罩	
气管插管深度	探条 =6Ch（新生儿）	
8cm	i-gel=1（粉色）	
3mm 无囊导管		

院前急诊麻醉

芬太尼	3μg/kg / 50μg/mL	6μg	0.12mL
氯胺酮	不适用于早产儿		
罗库溴铵	1mg/kg / 10mg/mL	2mg	0.2mL

镇静

吗啡	0.1mg/kg / 1mg/mL	0.2mg	0.2mL
咪达唑仑	0.1mg/kg / 1mg/mL	0.2mg	0.2mL
氯胺酮	不适用于早产儿		

33 周早产 - 2kg

足月新生儿 - 3.5kg

正常生命体征

呼吸频率 40~50/min	潮气量 BVW ± 20mL	心率 120~170/min	收缩压 >70mmHg

补液量

5mL/kg	10mL/kg	20mL/kg	血液 -5mL/kg
17.5mL	35mL	70mL	17.5mL

气道

气管插管尺寸	喉罩 Miller 1
3.5mm 无囊导管	气管插管深度 9.5cm　探条 =6Ch（新生儿）　i-gel=1（粉色）

院前急诊麻醉

药物	剂量		
芬太尼	3µg/kg 50µg/mL	10.5µg	0.21mL
氯胺酮	2mg/kg 10mg/mL	7mg	0.7mL
罗库溴铵	1mg/kg 10mg/mL	3.5mg	0.35mL

镇静

吗啡	0.1mg/kg 1mg/mL	0.35mg	0.35mL
咪达唑仑	0.1mg/kg 1mg/mL	0.35mg	0.35mL
氯胺酮	0.5mg/kg 10mg/mL	1.75mg	0.18mL

足月新生儿 - 3.5kg

足月新生儿 - 3.5kg

液体 - 其他

10% 葡萄糖		2.5mL/kg	8.8mL
高渗盐		3mL/kg	10.5mL

心血管

电除颤 4J/kg		15J	
肾上腺素（1:10 000）10µg/kg	心脏停搏	35µg	0.35mL
胺碘酮（5mg/kg）30mg/mL	心脏停搏	17.5mg	0.58mL
碳酸氢钠（8.4%）	心脏停搏/心源性	3.5mmol	3.5mL
氯化钙（10%）	心源性/血液	—	0.35mL
肾上腺素（1:100 000）0.15µg/kg	强心	0.53µg	0.05mL
肾上腺素（1:1 000）10µg/kg	过敏反应	35µg, IM	0.035mL
肾上腺素（1:100 000）1µg/kg	过敏反应	3.5µg, IV	0.35mL（1:100 000）
阿托品（20µg/kg）600µg/mL	心率 60/min	70µg	0.12mL
腺苷（150µg/kg）3mg/mL	SVT	0.525mg	0.18mL

其他

头孢曲松（50mg/kg）100mg/mL	败血症	175mg	1.75mL
安定 IV（0.4µg/kg）10mg/mL	抽搐	1.4mg（最多2剂）	0.14mL（最多2剂）
芬太尼喷鼻（1.5µg/kg）50µg/mL		不适用于新生儿	
TXA（15mg/kg）100mg/mL	外伤	52.5mg	0.53mL

足月新生儿 - 3.5kg

1月龄 – 4.5kg

正常生命体征

呼吸频率	潮气量	心率	收缩压
20~50/min	BVW ± 25mL	120~170/min	>70mmHg

补液量

5mL/kg	22.5mL	
10mL/kg	45mL	20mL/kg	90mL
血液 –5mL/kg	22.5mL	

气道

喉罩	Miller 1
气管插管尺寸	探条 =6Ch（新生儿）
气管插管深度 10cm	i-gel=1（粉色）
4mm 无囊导管	

院前急诊麻醉

药物	剂量	体积
芬太尼 3μg/kg 50μg/mL	13.5μg	0.27mL
氯胺酮 2mg/kg 10μg/mL	9mg	0.9mL
罗库溴铵 1mg/kg 10mg/mL	4.5mg	0.45mL

镇静

药物	剂量	体积
吗啡 0.1mg/kg 1mg/mL	0.45mg	0.45mL
咪达唑仑 0.1mg/kg 1mg/mL	0.45mg	0.45mL
氯胺酮 0.5mg/kg 10mg/mL	2.25mg	0.23mL

1月龄 – 4.5kg

1月龄 – 4.5kg

液体 – 其他

药物	剂量	体积
10% 葡萄糖	2mL/kg	9mL
高渗盐	3mL/kg	13.5mL

心血管

药物	剂量	体积	适应证
电除颤 4J/kg		20J	
肾上腺素（1:10 000）10μg/kg	45μg	0.45mL	心脏停搏
胺碘酮（5mg/kg）30mg/mL	22.5mg	0.75mL	心脏停搏
碳酸氢钠（8.4%）4.5mmol/kg	4.5mmol	4.5mL	心脏停搏/心源性
氯化钙（10%）	—	0.45mL	心源性/血液
肾上腺素（1:100 000）0.15μg/kg	0.68μg	0.07mL	强心
肾上腺素（1:1 000）10μg/kg	45μg, IM	0.045mL	过敏反应
肾上腺素（1:100 000）1μg/kg	4.5μg, IV	0.45mL（1:100 000）	过敏反应
阿托品（20μg/kg）600μg/mL	90μg	0.15mL	心率 60/min
腺苷（150μg/kg）3mg/mL	0.68mg	0.23mL	SVT

其他

药物	剂量	体积	适应证
头孢曲松（50mg/kg）100mg/mL	225mg	2.25mL	败血症
安定 IV（0.4mg/kg）10mg/mL	1.8mg（最多2剂）	0.18mL（最多2剂）	抽搐
芬太尼喷鼻（1.5μg/kg）50μg/mL	6.75μg	0.14mL	止痛
TXA(15mg/kg)100mg/mL	67.5mg	0.68mL	外伤

1月龄 – 4.5kg

3 月龄 – 6.5kg

呼吸频率	潮气量	心率	收缩压
25~45/min	BVW ± 35mL	115~160/min	>70mmHg

补液量			
5mL/kg	10mL/kg	20mL/kg	血液 –5mL/kg
32.5mL	65mL	130mL	32.5mL

气道		
	喉罩	Miiller 1
气管插管尺寸	气管插管深度	探条 =6Ch（新生儿）
4mm 无囊导管	11.5cm	i-gel=1.5（蓝色）

院前急诊麻醉		
芬太尼	3μg/kg	19.5μg
	50μg/mL	0.39mL
氯胺酮	2mg/kg	13mg
	10mg/mL	1.3mL
罗库溴铵	1mg/kg	6.5mg
	10mg/mL	0.65mL

镇静		
吗啡	0.1mg/kg	0.65mg
	1mg/mL	0.65mL
咪达唑仑	0.1mg/kg	0.65mg
	1mg/mL	0.65mL
氯胺酮	0.5mg/kg	3.25mg
	10mg/mL	0.33mL

3 月龄 – 6.5kg

3 月龄 – 6.5kg

液体 – 其他			
10% 葡萄糖		2mL/kg	13mL
高渗盐		3mL/kg	19.5mL

心血管			
电除颤 4J/kg	心脏颤搏		25J
肾上腺素（1:10 000）10μg/kg	心脏停搏	65μg	0.65mL
胺碘酮（5mg/kg）30mg/mL	心脏停搏	32.5mg	1.08mL
碳酸氢钠（8.4%）	心脏停搏/心源性	6.5mmol	6.5mL
氯化钙（10%）	心源性/血液	–	0.65mL
肾上腺素（1:100 000） 0.15μg/kg	强心	0.98μg	0.1mL
肾上腺素（1:1 000）10μg/kg	过敏反应	65μg, IM	0.065mL
肾上腺素（1:100 000） 1μg/kg	过敏反应	6.5μg, IV	0.65mL（1:100 000）
阿托品（20μg/kg） 600μg/mL	心率 60/min	130μg	0.22mL
腺苷（150μg/kg）3mg/mL	SVT	0.98mg	0.33mL

其他			
头孢曲松（50mg/kg） 100mg/mL	败血症	325mg	3.25mL
安定 IV（0.4mg/kg）10mg/mL	抽搐	2.6mg（最多 2 剂）	0.26mL（最多 2 剂）
芬太尼喷鼻（1.5μg/kg） 50μg/mL	正痛	9.75μg	0.2mL
TXA（15mg/kg）100mg/mL	外伤	97.5mg	0.98mL

3 月龄 – 6.5kg

6月龄 - 8kg

液体 - 其他

10% 葡萄糖		2mL/kg	16mL
高渗盐		3mL/kg	24mL

心血管

电除颤 4J/kg		30J	
肾上腺素（1:10 000）10μg/kg	心脏停搏	80μg	0.8mL
胺碘酮（5mg/kg）30mg/mL	心脏停搏	40mg	1.33mL
碳酸氢钠（8.4%）	心脏停搏/心源性	8mmol	8mL
氯化钙（10%）	心源性/血液	—	0.8mL
肾上腺素（1:100 000）0.15μg/kg	强心	1.2μg	0.12mL
肾上腺素（1:1 000）10μg/kg	过敏反应	80μg, IM	0.08mL
肾上腺素（1:100 000）1μg/kg	过敏反应	8μg, IV	0.8mL（1:100 000）
阿托品（20μg/kg）600μg/mL	心率 60/min	160μg	0.27mL
腺苷（150μg/kg）3mg/mL	SVT	1.2mg	0.4mL

其他

头孢曲松（50mg/kg）100mg/mL	败血症	400mg	4mL
安定 IV（0.4mg/kg）10mg/mL	抽搐	3.2mg（最多2剂）	0.32mL（最多2剂）
芬太尼喷鼻（1.5μg/kg）50μg/mL	止痛	12μg	0.24mL
TXA（15mg/kg）100mg/mL	外伤	120mg	1.2mL

6月龄 - 8kg

6月龄 - 8kg

正常生命体征

呼吸频率	潮气量	心率	收缩压
20-40/min	48mL	110~160/min	>75mmHg

补液量

5mL/kg	10mL/kg	血液 -5mL/kg
40mL	80mL	40mL
	20mL/kg	
	160mL	

气道

气管插管尺寸	喉罩	Miller 1
4mm 无囊导管	探条 =6Ch（新生儿）	
12cm	i-gel=1.5（蓝色）	
气管插管深度		

院前急诊麻醉

芬太尼	3μg/kg	24μg	0.48mL
	50μg/mL		
氯胺酮	2mg/kg	16mg	1.6mL
	10mg/mL		
罗库溴铵	1mg/kg	8mg	0.8mL
	10mg/mL		

镇静

吗啡	0.1mg/kg	0.8mg	0.8mL
	1mg/mL		
咪达唑仑	0.1mg/kg	0.8mg	0.8mL
	1mg/mL		
氯胺酮	0.5mg/kg	4mg	0.4mL
	10mg/mL		

6月龄 - 8kg

1岁 – 9.5kg

正常生命体征

呼吸频率	潮气量	心率	收缩压
20~40/min	57mL	110~160/min	>75mmHg

补液量

			血液 -5mL/kg
5mL/kg	10mL/kg	20mL/kg	
47.5mL	95mL	150mL	47.5mL

气道

气管插管深度		喉罩
4.53mm 无囊导管	12.5cm	Miller 1
探条=10Ch（儿童）；i-gel=1.5（蓝色）		

院前急诊麻醉

芬太尼	3µg/kg 50µg/mL	28.5µg	0.57mL
氯胺酮	2mg/kg 10µg/mL	19mg	1.9mL
罗库溴铵	1mg/kg 10mg/mL	9.5mg	0.95mL

镇静

吗啡	0.1mg/kg 1mg/mL	0.95mg	0.95mL
咪达唑仑	0.1mg/kg 1mg/mL	0.95mg	0.95mL
氯胺酮	0.5mg/kg 10mg/mL	4.75mg	0.48mL

1岁 – 9.5kg

液体 – 其他

10% 葡萄糖		2.5mL/kg	19mL
高渗盐		3mL/kg	28.5mL

心血管

电除颤 4J/kg		40J	
肾上腺素（1:10 000）10µg/kg	心脏停搏	95µg	0.95mL
胺碘酮（5mg/kg）30mg/mL	心脏停搏	47.5mg	1.58mL
碳酸氢钠（8.4%）	心脏停搏/心源性	9.5mmol	9.5mL
氯化钙（10%）	心源性/血液	—	0.95mL
肾上腺素（1:100 000）0.15µg/kg	强心	1.43µg	0.14mL
肾上腺素（1:1 000）10µg/kg	过敏反应	190µg, IM	0.095mL
肾上腺素（1:100 000）1µg/kg	过敏反应	9.5µg, IV	0.95mL（1:100 000）
阿托品（20µg/kg）600µg/mL	心率 60/min	190µg	0.32mL
腺苷（150µg/kg）3mg/mL	SVT	1.43mg	0.48mL

其他

头孢曲松（50mg/kg）100mg/mL	败血症	475mg	4.75mL
安定 IV（0.4mg/kg）10mg/mL	抽搐	3.8mg（最多2剂）	0.38mL（最多2剂）
芬太尼喷鼻（1.5µg/kg）50µg/mL	止痛	14.25µg	0.29mL
TXA（15mg/kg）100mg/mL	外伤	142.5mg	1.43mL

2岁 - 12kg

液体 - 其他			
10%葡萄糖		2mL/kg	24mL
高渗盐		3mL/kg	36mL
心血管			
电除颤 4J/kg	心脏停搏	50J	
肾上腺素 (1:10 000) 10µg/kg	心脏停搏	120µg	1.2mL
胺碘酮 (5mg/kg) 30mg/mL	心脏停搏	60mg	2mL
碳酸氢钠 (8.4%)	心脏停搏/心源性	12mmol	12mL
氯化钙 (10%)	心源性/血液	—	1.2mL
肾上腺素 (1:100 000) 0.15µg/kg	强心	1.8µg	0.18mL
肾上腺素 (1:1 000) 10µg/kg	过敏反应	120µg, IM	0.12mL
肾上腺素 (1:100 000) 1µg/kg	过敏反应	12µg, IV	1.2mL (1:100 000)
阿托品 (20µg/kg) 600µg/mL	心率 60/min	240µg	0.4mL
腺苷 (150µg/kg) 3mg/mL	SVT	1.8mg	0.6mL
其他			
头孢曲松 (50mg/kg) 100mg/mL	咯血症	600mg	6mL
安定IV (0.4mg/kg) 10mg/mL	抽搐	4.8mg (最多2剂)	0.48mL (最多2剂)
芬太尼喷鼻 (1.5µg/kg) 50µg/mL	止痛	18µg	0.36mL
TXA (15mg/kg) 100mg/mL	外伤	180mg	1.8mL

2岁 - 12kg

2岁 - 12kg

正常生命体征

呼吸频率 (次/min) 20~30/min	潮气量 72mL	心率 100~150/min	收缩压 >75mmHg

补液量

5mL/kg	60mL	10mL/kg 120mL	20mL/kg 240mL
		血液 ~5mL/kg	60mL

气道

气管插管尺寸	喉罩	Mac 2
4.5mm 无囊导管	探条 =10Ch (儿童)	
	i-gel=2 (灰色)	
气管插管深度	13cm	

院前急诊麻醉

芬太尼	3µg/kg 50µg/mL	36µg	0.72mL
氯胺酮	2mg/kg 10mg/mL	24mg	2.4mL
罗库溴铵	1mg/kg 10mg/mL	12mg	1.2mL

镇静

吗啡	0.1mg/kg 1mg/mL	1.2mg	1.2mL
咪达唑仑	0.1mg/kg 1mg/mL	1.2mg	1.2mL
氯胺酮	0.5mg/kg 10mg/mL	6mg	0.6mL

2岁 - 12kg

3 岁 - 14kg

正常生命体征

呼吸频率	潮气量	心率	收缩压
20-30/min	84mL	90~140/min	>80mmHg

补液量

			血液 -5mL/kg
5mL/kg	10mL/kg	20mL/kg	70mL
70mL	140mL	280mL	

气道

气管插管尺寸		喉罩	Mac 2
气管插管深度	13.5cm	探条	=10Ch（儿童）
5mm 无囊导管		i-gel=2（灰色）	

院前急诊麻醉

芬太尼	3μg/kg 50μg/mL	42μg	0.84mL
氯胺酮	2mg/kg 10mg/mL	28mg	2.8mL
罗库溴铵	1mg/kg 10mg/mL	14mg	1.4mL

镇静

吗啡	0.1mg/kg 1mg/mL	1.4mg	1.4mL
咪达唑仑	0.1mg/kg 1mg/mL	1.4mg	1.4mL
氯胺酮	0.5mg/kg 10mg/mL	7mg	0.7mL

3 岁 - 14kg

3 岁 - 14kg

液体 - 其他

10% 葡萄糖		2mL/kg	28mL
高渗盐		3mL/kg	42mL

心血管

电除颤 4J/kg		55J	
肾上腺素（1:10 000）10μg/kg	心脏停搏	140μg	1.4mL
胺碘酮（5mg/kg）30mg/mL	心脏停搏	70mg	2.33mL
碳酸氢钠（8.4%）	心脏停搏 / 心源性	14mmol	14mL
氯化钙（10%）	心源性 / 血液	—	1.4mL
肾上腺素（1:100 000）0.15μg/kg	强心	2.1μg	0.21mL
肾上腺素（1:1 000）10μg/kg	过敏反应	140μg, IM	0.14mL
肾上腺素（1:100 000）1μg/kg	过敏反应	12μg, IV	1.2mL （1:100 000）
阿托品（20μg/kg）600μg/mL	心率 60/min	280μg	0.47mL
腺苷（150μg/kg）3mg/mL	SVT	2.1mg	0.7mL
头孢曲松（50mg/kg）100mg/mL	败血症	700mg	7mL
安定 IV（0.4mg/kg）10mg/mL	抽搐	5.6mg （最多 2 剂）	0.56mL （最多 2 剂）
芬太尼喷鼻（1.5μg/kg）50μg/mL	止痛	21μg	0.42mL
TXA（15mg/kg）100mg/mL	外伤	210mg	2.1mL

3 岁 - 14kg

4 岁 – 16kg

正常生命体征			
呼吸频率 20~30/min	心率 80~135/min	收缩压 >85mmHg	潮气量 96mL

补液量		
5mL/kg	10mL/kg	160mL
80mL	20mL/kg	320mL
	血液 –5mL/kg	80mL

气道	
气管插管尺寸	Mac 2
喉罩	i-gel=2（灰色）
探条 =10Ch（儿童）	
气管插管深度 14cm	
5mm 无囊导管	

院前急诊麻醉			
芬太尼	3µg/kg 50µg/mL	48µg	0.96mL
氯胺酮	2mg/kg 10mg/mL	32mg	3.2mL
罗库溴铵	1mg/kg 10mg/mL	16mg	1.6mL

镇静			
吗啡	0.1mg/kg 1mg/mL	1.6mg	1.6mL
咪达唑仑	0.1mg/kg 1mg/mL	1.6mg	1.6mL
氯胺酮	0.5mg/kg 10mg/mL	8mg	0.8mL

4 岁 – 16kg

---

4 岁 – 16kg

液体 – 其他			
10% 葡萄糖	2mL/kg	32mL	
高渗盐	3mL/kg	48mL	

心血管			
电除颤 4J/kg	65J		心脏停搏
肾上腺素（1:10 000）10µg/kg	160µg	1.6mL	心脏停搏
胺碘酮（5mg/kg）30mg/mL	80mg	2.67mL	心脏停搏
碳酸氢钠（8.4%）	16mmol	16mL	心脏停搏/心源性
氯化钙（10%）	—	1.6mL	心源性/血液
肾上腺素（1:100 000）0.15µg/kg	2.4µg	0.24mL	强心
肾上腺素（1:1 000）10µg/kg	160µg, IM	0.16mL	过敏反应
肾上腺素（1:100 000）1µg/kg	16µg, IV	1.6mL（1:100 000）	过敏反应
阿托品（20µg/kg）600µg/mL	320µg	0.53mL	心率 60/min
腺苷（150µg/kg）3mg/mL	2.4mg	0.8mL	SVT

其他			
头孢曲松（50mg/kg）100mg/mL	800mg	8mL	败血症
安定 Ⅳ（0.4mg/kg）10mg/mL	6.4mg（最多2剂）	0.64mL（最多2剂）	抽搐
芬太尼喷鼻（1.5µg/kg）50µg/mL	24µg	0.48mL	止痛
TXA（15mg/kg）100mg/mL	240mg	2.4mL	外伤

4 岁 – 16kg

5 岁 – 18kg

正常生命体征

呼吸频率	潮气量	心率	收缩压
20-30/min	108mL	80-135/min	>90mmHg

补液量

			血液 –5mL/kg
5mL/kg	10mL/kg	20mL/kg	90mL
90mL	180mL	360mL	

气道

气管插管尺寸	喉罩	Mac 2
气管插管深度 14.5cm	探条 =10Ch（儿童）; i-gel=2（灰色）	
5.5mm 无囊导管		

院前急诊麻醉

芬太尼 3µg/kg 50µg/mL	54µg	1.08mL
氯胺酮 2mg/kg 10mg/mL	36mg	3.6mL
罗库溴铵 1mg/kg 10mg/mL	18mg	1.8mL

镇静

吗啡 0.1mg/kg 1mg/mL	1.8mg	1.8mL
咪达唑仑 0.1mg/kg 1mg/mL	1.8mg	1.8mL
氯胺酮 0.5mg/kg 10mg/mL	9mg	0.9mL

5 岁 – 18kg

液体 – 其他

10% 葡萄糖	2mL/kg	36mL
高渗盐	3mL/kg	54mL

心血管

电除颤 4J/kg	70J		
肾上腺素（1:10 000）10µg/kg	180µg	1.8mL	心脏停搏
胺碘酮（5mg/kg）30mg/mL	90mg	3mL	心脏停搏
碳酸氢钠（8.4%）	18mmol	18mL	心脏停搏 / 心源性
氯化钙（10%）	—	1.8mL	心源性 / 血液
肾上腺素（1:100 000）0.15µg/kg	2.7µg	0.27mL	强心
肾上腺素（1:1 000）10µg/kg	180µg, IM	0.18mL	过敏反应
肾上腺素（1:100 000）1µg/kg	18µg, IV	1.8mL（1:100 000）	过敏反应
阿托品（20µg/kg）600µg/mL	360µg	0.6mL	心率 60/min
腺苷（150µg/kg）3mg/mL	2.7mg	0.9mL	SVT

其他

头孢曲松（50mg/kg）100mg/mL	900mg	9mL	脓血症
安定 IV（0.4mg/kg）10mg/mL	7.2mg（最多 2 剂）	0.72mL（最多 2 剂）	抽搐
芬太尼喷鼻（1.5µg/kg）50µg/mL	27µg	0.54mL	正痛
TXA（15mg/kg）100mg/mL	270mg	2.7mL	外伤

6岁 – 21kg

药物	适应证	剂量	容量
液体 – 其他			
10% 葡萄糖		2.5mL/kg	42mL
高渗盐		3mL/kg	63mL
心血管			
电除颤 4J/kg		85J	
肾上腺素（1:10 000）10μg/kg	心脏停搏	210μg	2.1mL
胺碘酮（5mg/kg）30mg/mL	心脏停搏	105mg	3.5mL
碳酸氢钠（8.4%）	心脏停搏	21mmol	21mL
氯化钙（10%）	心源性/心源性/血液	—	2.1mL
肾上腺素（1:100 000）0.15μg/kg	强心	3.15μg	0.32mL
肾上腺素（1:1 000）10μg/kg	过敏反应	210μg, IM	0.21mL
肾上腺素（1:100 000）1μg/kg	过敏反应	21μg, IV	2.1mL（1:100 000）
阿托品（20μg/kg）600μg/mL	心率 60/min	420μg	0.7mL
腺苷（150μg/kg）3mg/mL	SVT	3.15mg	1.05mL
其他			
头孢曲松（50mg/kg）100mg/mL	败血症	1 050mg	10.5mL
安定 IV（0.4mg/kg）10mg/mL	抽搐	8.4mg（最多2剂）	0.84mL（最多2剂）
芬太尼喷鼻（1.5μg/kg）50μg/mL	止痛	31.5μg	0.63mL
TXA（15mg/kg）100mg/mL	外伤	315mg	3.15mL

6岁 – 21kg

6岁 – 21kg

正常生命体征

呼吸频率	潮气量	心率	收缩压
20~30/min	150mL	80~130/min	>90mmHg

补液量

5mL/kg	10mL/kg	20mL/kg	血液 –5mL/kg
105mL	210mL	420mL	105mL

气道

气管插管尺寸	喉罩 Mac 2 或 3
气管插管深度 15cm	探条=10Ch（儿童） i-gel=2（灰色）
5.5mm 无囊导管	

院前急诊麻醉

药物	剂量	容量
芬太尼 3μg/kg 50μg/mL	63μg	1.26mL
氯胺酮 2mg/kg 10mg/mL	42mg	4.2mL
罗库溴铵 1mg/kg 10mg/mL	21mg	2.1mL

镇静

药物	剂量	容量
吗啡 0.1mg/kg 1mg/mL	2.1mg	2.1mL
咪达唑仑 0.1mg/kg 1mg/mL	2.1mg	2.1mL
氯胺酮 0.5mg/kg 10mg/mL	10.5mg	1.05mL

6岁 – 21kg

7岁 - 23kg

正常生命体征

呼吸频率	心率	收缩压
20~30/min	80~130/min	>90mmHg

潮气量		
138mL		

补液量

5mL/kg	10mL/kg	20mL/kg	血液 ~5mL/kg
115mL	230mL	460mL	115mL

气道

气管插管尺寸	气管插管深度	喉罩
6mm 无囊导管	15.5cm	Mac 2 或 3
		探条 =15ch（成人）
		i-gel=2（灰色）

院前急诊麻醉

芬太尼	3μg/kg 50μg/mL	69μg	1.38mL
氯胺酮	2mg/kg 10mg/mL	46mg	4.6mL
罗库溴铵	1mg/kg 10mg/mL	23mg	2.3mL

镇静

吗啡	0.1mg/kg 1mg/mL	2.3mg	2.3mL
咪达唑仑	0.1mg/kg 1mg/mL	2.3mg	2.3mL
氯胺酮	0.5mg/kg 10mg/mL	11.5mg	1.15mL

7岁 - 23kg

7岁 - 23kg

液体 - 其他

10% 葡萄糖	2mL/kg	46mL	
高渗盐	3mL/kg	69mL	

心血管

项目	剂量	容量	适应证
电除颤 4J/kg	90J		
肾上腺素（1:10 000）10μg/kg	230μg	2.3mL	心脏停搏
胺碘酮（5mg/kg）30mg/mL	115mg	3.83mL	心脏停搏
碳酸氢钠（8.4%）	23mmol	23mL	心脏停搏/心源性
氯化钙（10%）	—	2.3mL	心源性/血液
肾上腺素（1:100 000）0.15μg/kg	3.45μg	0.35mL	强心
肾上腺素（1:1 000）10μg/kg	230μg, IM	0.23mL	过敏反应
肾上腺素（1:100 000）1μg/kg	23μg, IV	2.3mL（1:100 000）	过敏反应
阿托品（20μg/kg）600μg/mL	460μg	0.77mL	心率 60/min
腺苷（150μg/kg）3mg/mL	3.45mg	1.15mL	SVT

其他

项目	剂量	容量	适应证
头孢曲松（50mg/kg）100mg/mL	1 150mg	11.5mL	败血症
安定 IV（0.4mg/kg）10mg/mL	9.2mg（最多 2 剂）	0.92mL（最多 2 剂）	抽搐
芬太尼喷鼻（1.5μg/kg）50μg/mL	34.5μg	0.69mL	止痛
TXA（15mg/kg）100mg/mL	345mg	3.45mL	外伤

7岁 - 23kg

8 岁 - 25kg

液体 - 其他

药物		剂量	容量
10% 葡萄糖		2mL/kg	50mL
高渗盐		3mL/kg	75mL

心血管

药物	适应证	剂量	容量
电除颤 4J/kg	心脏停搏	100J	
肾上腺素 (1:10 000) 10μg/kg	心脏停搏	250μg	2.5mL
胺碘酮 (5mg/kg) 30mg/mL	心脏停搏	125mg	4.17mL
碳酸氢钠 (8.4%)	心脏停搏 / 心源性	25mmol	25mL
氯化钙 (10%)	心源性 / 血液	—	2.5mL
肾上腺素 (1:100 000) 0.15μg/kg	强心	3.75μg	0.38mL
肾上腺素 (1:1 000) 10μg/kg	过敏反应	250μg, IM	0.25mL
肾上腺素 (1:100 000) 1μg/kg	过敏反应	25μg ,IV	2.5mL (1:100 000)
阿托品 (20μg/kg) 600μg/mL	心率 60/min	600μg	1mL
腺苷 (150μg/kg) 3mg/mL	SVT	3.75mg	1.25mL

其他

药物	适应证	剂量	容量
头孢曲松 (50mg/kg) 100mg/mL	败血症	1 250mg	12.5mL
安定 IV (0.4mg/kg) 10mg/mL	抽搐	10mg (最多 2 剂)	1mL (最多 2 剂)
芬太尼喷鼻 (1.5μg/kg) 50mg/mL	止痛	37.5μg	0.75mL
TXA (15mg/kg) 100mg/mL	外伤	375mg	3.75mL

8 岁 - 25kg

正常生命体征

呼吸频率	潮气量	心率	收缩压
15~25/min	150mL	70~120/min	>90mmHg

补液量

5mL/kg		10mL/kg	20mL/kg	血液 -5mL/kg
125mL		250mL	500mL	125mL

气道

气管插管尺寸	喉罩 探条 =15Ch (成人) i-gel=2.5 (白色)	Mac 3
6mm 无囊导管	气管插管深度 16cm	

院前急诊麻醉

药物	剂量		容量
芬太尼	3μg/kg	50μg/mL	75μg	1.5mL
氯胺酮	2mg/kg	10mg/mL	50mg	5mL
罗库溴铵	1mg/kg	10mg/mL	25mg	2.5mL

镇静

药物	剂量		容量
吗啡	0.1mg/kg	1mg/mL	2.5mg	2.5mL
咪达唑仑	0.1mg/kg	1mg/mL	2.5mg	2.5mL
氯胺酮	0.5mg/kg	10mg/mL	12.5mg	1.25mL

9岁-28kg

正常生命体征

呼吸频率	潮气量	心率	收缩压
15~25/min	168mL	70-120/min	>90mmHg

补液量

5mL/kg	140mL	
10mL/kg	280mL	
20mL/kg	560mL	
血液 -5mL/kg	140mL	

气道

气管插管尺寸	喉罩	探条 =15Ch（成人）
6.5mm 无囊导管	Mac 3	i-gel=2.5（白色）

气管插管深度 16.5cm

院前急诊麻醉

药物	剂量	浓度		
芬太尼	3μg/kg	50μg/mL	84μg	1.68mL
氯胺酮	2mg/kg	10mg/mL	56mg	5.6mL
罗库溴铵	1mg/kg	10mg/mL	28mg	2.8mL

镇静

药物	剂量	浓度		
吗啡	0.1mg/kg	1mg/mL	2.8mg	2.8mL
咪达唑仑	0.1mg/kg	1mg/mL	2.8mg	2.8mL
氯胺酮	0.5mg/kg	10mg/mL	14mg	1.4mL

9岁-28kg

9岁-28kg

液体 - 其他

10% 葡萄糖		2mL/kg	56mL
高渗盐		3mL/kg	84mL

心血管

药物	适应证	剂量	容量
电除颤 4J/kg			110J
肾上腺素（1:10 000）10μg/kg	心脏颤搏	280μg	2.8mL
胺碘酮（5mg/kg）30mg/mL	心脏停搏	140mg	4.67mL
碳酸氢钠（8.4%）	心脏停搏	28mmol	28mL
氯化钙（10%）	心源性 / 血液	—	2.8mL
肾上腺素（1:100 000）0.15μg/kg	强心	4.2μg	0.42mL
肾上腺素（1:1 000）10μg/kg	过敏反应	280μg, IM	0.28mL
肾上腺素（1:100 000）1μg/kg	过敏反应	28μg, IV	2.8mL（1:100 000）
阿托品（20μg/kg）600μg/mL	心率 60/min	600μg	1mL
腺苷（150μg/kg）3mg/mL	SVT	4.2mg	1.4mL

其他

药物	适应证	剂量	容量
头孢曲松（50mg/kg）100mg/mL	败血症	1 400mg	14mL
安定 IV（0.4mg/kg）10mg/mL	抽搐	10mg（最多 2 剂）	1mL（最多 2 剂）
芬太尼喷鼻（1.5μg/kg）50μg/mL	止痛	42μg	0.84mL
TXA（15mg/kg）100mg/mL	外伤	420mg	4.2mL

9岁-28kg

10 岁 - 31kg

液体 - 其他

10% 葡萄糖		2mL/kg	62mL
高渗盐		3mL/kg	93mL

心血管

药物	适应证	剂量	容量
电除颤 4J/kg		125J	
肾上腺素（1:10 000）10μg/kg	心脏停搏	310μg	3.1mL
胺碘酮（5mg/kg）30mg/mL	心脏停搏	155mg	5.17mL
碳酸氢钠（8.4%）	心脏停搏/心源性	31mmol	31mL
氯化钙（10%）	心源性/血液	—	3.1mL
肾上腺素（1:100 000）0.15μg/kg	强心	4.65μg	0.46mL
肾上腺素（1:1 000）10μg/kg	过敏反应	310μg, IM	0.31mL
肾上腺素（1:100 000）1μg/kg	过敏反应	31μg, IV	3.1mL（1:100 000）
阿托品（20μg/kg）600μg/mL	心率 60/min	600μg	1mL
腺苷（150μg/kg）3mg/mL	SVT	4.65mg	1.55mL

其他

药物	适应证	剂量	容量
头孢曲松（50mg/kg）100mg/mL	败血症	1 550mg	15.5mL
安定 IV（0.4mg/kg）10mg/mL	抽搐	10mg（最多 2 剂）	1mL（最多 2 剂）
芬太尼喷鼻（1.5μg/kg）50μg/mL	正痛	46.5μg	0.93mL
TXA（15mg/kg）100mg/mL	外伤	465mg	4.65mL

10 岁 - 31kg

10 岁 - 31kg

正常生命体征

呼吸频率	心率	潮气量	收缩压
15~25/min	70~120/min	186mL	>90mmHg

补液量

5mL/kg	10mL/kg	20mL/kg	血液 - 5mL/kg
155mL	310mL	620mL	155mL

气道

气管插管尺寸	喉罩	Mac 3
6.5mm 无囊导管		探条 =15Ch（成人）
气管插管深度 17cm		i-gel=2.5（白色）

院前急诊麻醉

药物	剂量	浓度	质量	容量
芬太尼	3μg/kg	50μg/mL	93μg	1.86mL
氯胺酮	2mg/kg	10mg/mL	62mg	6.2mL
罗库溴铵	1mg/kg	10mg/mL	31mg	3.1mL

镇静

药物	剂量	浓度	质量	容量
吗啡	0.1mg/kg	1mg/mL	3.1mg	3.1mL
咪达唑仑	0.1mg/kg	1mg/mL	3.1mg	3.1mL
氯胺酮	0.5mg/kg	10mg/mL	15.5mg	1.55mL

10 岁 - 31kg

11 岁 – 35kg

正常生命体征

呼吸频率	潮气量	心率	收缩压
15~25/min	210mL	70–120/min	>90mmHg

补液量

	10mL/kg	20mL/kg	血液 –5mL/kg
5mL/kg			
175mL	350mL	700mL	175mL

气道

气管插管深度	喉罩	Mac 3
17.5cm	探条 =15Ch（成人）（黄色）	
7mm 无囊导管	i-gel=3	

院前急诊麻醉

芬太尼	3μg/kg	105μg	2.1mL
	50μg/mL		
氯胺酮	2mg/kg	70mg	7mL
	10mg/mL		
罗库溴铵	1mg/kg	35mg	3.5mL
	10mg/mL		

镇静

吗啡	0.1mg/kg	3.5mg	3.5mL
	1mg/mL		
咪达唑仑	0.1mg/kg	3.5mg	3.5mL
	1mg/mL		
氯胺酮	0.5mg/kg	17.5mg	1.75mL
	10mg/mL		

11 岁 – 35kg

液体 – 其他

10% 葡萄糖	2mL/kg	70mL	
高渗盐	3mL/kg	105mL	

心血管

电除颤 4J/kg	140J		
肾上腺素（1:10 000）10μg/kg	350μg	3.5mL	停搏心脏
胺碘酮（5mg/kg）30mg/mL	175mg	5.83mL	停搏
碳酸氢钠（8.4%）	35mmol	35mL	心脏停搏/心源性
氯化钙（10%）	—	3.5mL	心源性/血液
肾上腺素（1:100 000）0.15μg/kg	5.25μg	0.53mL	强心

其他

肾上腺素（1:1 000）10μg/kg	350μg, IM	0.35mL	过敏反应
肾上腺素（1:100 000）1μg/kg	35μg IV	3.5mL（1:100 000）	过敏反应
阿托品（20μg/kg）600μg/mL	600μg	1mL	心率 60/min
腺苷（150μg/kg）3mg/mL	5.25mg	1.75mL	SVT
头孢曲松（50mg/kg）100mg/mL	1 750mg	17.5mL	败血症
安定 IV（0.4mg/kg）10mg/mL	10mg（最多 2 剂）	1mL（最多 2 剂）	抽搐
芬太尼喷鼻（1.5μg/kg）50μg/mL	52.5μg	1.05mL	正痛
TXA（15mg/kg）100mg/mL	525mg	5.25mL	外伤

11 岁 – 35kg

12岁 – 43kg

液体 – 其他			
10% 葡萄糖		2mL/kg	86mL
高渗盐		3mL/kg	129mL
心血管			
电除颤 4J/kg			170J
肾上腺素（1:10 000）10μg/kg	430μg	4.3mL	心脏停搏
胺碘酮（5mg/kg）30mg/mL	215mg	7.17mL	心脏停搏
碳酸氢钠（8.4%）	43mmol	43mL	心脏停搏/心源性
氯化钙（10%）	—	4.3mL	心源性/血液
肾上腺素（1:100 000）0.15μg/kg	6.45μg	0.65mL	强心
肾上腺素（1:1 000）10μg/kg	430μg, IM	0.43mL	过敏反应
肾上腺素（1:100 000）1μg/kg	43μg, IV	4.3mL（1:100 000）	过敏反应
阿托品（20μg/kg）600μg/mL	600μg	1mL	心率 60/min
腺苷（150μg/kg）3mg/mL	6.45mg	2.15mL	SVT
其他			
头孢曲松（50mg/kg）100mg/mL	2 150mg	21.5mL	败血症
安定 IV（0.4mg/kg）10mg/mL	10mg（最多2剂）	1mL（最多2剂）	抽搐
芬太尼喷鼻（1.5μg/kg）50μg/mL	64.5μg	1.29mL	正痛
TXA（15mg/kg）100mg/mL	645mg	6.45mL	外伤

12岁 – 43kg

12岁 – 43kg

正常生命体征			
呼吸频率	心率	潮气量	收缩压
12~24/min	65~115/min	258mL	>100mmHg

补液量		
5mL/kg		215mL
10mL/kg		430mL
20mL/kg		860mL
血液 –5mL/kg		215mL

气道		
喉罩		Mac 3
气管插管尺寸	探条 =15Ch（成人）	
气管插管深度 18cm	i-gel=3（黄色）	
7mm 无囊导管		

院前急诊麻醉			
芬太尼	3μg/kg	129μg	2.58mL
	50μg/mL		
氯胺酮	2mg/kg	86mg	8.6mL
	10mg/mL		
罗库溴铵	1mg/kg	43mg	4.3mL
	10mg/mL		
镇静			
吗啡	0.1mg/kg	4.3mg	4.3mL
	1mg/mL		
咪达唑仑	0.1mg/kg	4.3mg	4.3mL
	1mg/mL		
氯胺酮	0.5mg/kg	21.5mg	2.15mL
	10mg/mL		

12岁 – 43kg

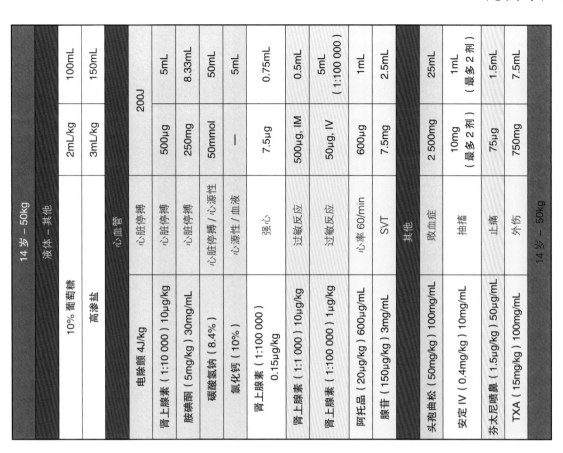

14 岁 – 50kg

正常生命体征

呼吸频率	潮气量	心率	收缩压
12~24/min	300mL	65~115/min	>100mmHg

补液量

5mL/kg	10mL/kg	20mL/kg	血液 –5mL/kg
250mL	500mL	1 000mL	250mL

气道

气管插管尺寸		喉罩	Mac 3
7mm 无囊导管	19cm	探条 =15Ch（成人）i-gel=3（黄色）	

院前急诊麻醉

芬太尼	3µg/kg 50µg/mL	150µg	3mL
氯胺酮	2mg/kg 10mg/mL	100mg	10mL
罗库溴铵	1mg/kg 10mg/mL	50mg	5mL

镇静

吗啡	0.1mg/kg 1mg/mL	5mg	5mL
咪达唑仑	0.1mg/kg 1mg/mL	5mg	5mL
氯胺酮	0.5mg/kg 10mg/mL	25mg	2.5mL

14 岁 – 50kg

14 岁 – 50kg

液体 – 其他

10% 葡萄糖		2mL/kg	100mL
高渗盐		3mL/kg	150mL

心血管

电除颤 4J/kg		200J	
肾上腺素（1:10 000）10µg/kg	心脏停搏	500µg	5mL
胺碘酮（5mg/mL）30mg/mL	心脏停搏	250mg	8.33mL
碳酸氢钠（8.4%）	心脏停搏 / 心源性	50mmol	50mL
氯化钙（10%）	心源性 / 血液	—	5mL
肾上腺素（1:100 000）0.15µg/kg	强心	7.5µg	0.75mL
肾上腺素（1:1 000）10µg/kg	过敏反应	500µg, IM	0.5mL
肾上腺素（1:100 000）1µg/kg	过敏反应	50µg, IV	5mL（1:100 000）
阿托品（20µg/kg）600µg/mL	心率 60/min	600µg	1mL
腺苷（150µg/kg）3mg/mL	SVT	7.5mg	2.5mL

其他

头孢曲松（50mg/kg）100mg/mL	败血症	2 500mg	25mL
安定 IV（0.4mg/kg）10mg/mL	抽搐	10mg（最多 2 剂）	1mL（最多 2 剂）
芬太尼喷鼻（1.5µg/kg）50µg/mL	止痛	75µg	1.5mL
TXA（15mg/kg）100mg/mL	外伤	750mg	7.5mL

14 岁 – 50kg

重要处方一览表

药名	浓度	剂量	容积
替代诱导药物			
丙泊酚	10mg/mL	2mg/kg	0.2mL/kg
升压药			
间羟胺	0.5mg/mL	0.01mg/kg	0.02mL/kg
平喘药			
氢化可的松	100mg/mL	4mg/kg	0.40mL/kg
沙丁胺醇气雾剂（>15min）	10mg 加入 50mL 生理盐水	15μg/kg（仅年龄>2岁可用）	0.075mL/kg
硫酸镁	200mg/mL	40mg/kg（>20min）	0.75mL/kg
硫酸镁	200mg/mL	150mg 雾化	0.75mL 雾化
局部麻醉药 考思愈氯胺酮 0.1~2mg/kg，每剂滴定至最终有效剂量			
丁哌卡因	5mg/mL	最大 2mg/kg	0.4mL/kg
利诺卡因	10mg/mL	最大 3mg/kg	0.3mL/kg
止痛药			
吗啡	10mg/mL	0.1~0.2mg/kg	1mg/mL=0.1mL/kg
氯胺酮	10mg/mL	0.1~0.3mg/kg	0.01~0.03mL/kg
对乙酰氨基酚	10mg/mL	15mg/kg	1.5mL/kg
阿片类拮抗剂			
纳洛酮	400μg/mL	100μg/kg	0.25mL/kg
氟马西尼	100μg/mL	10~50μg/kg	0.1mL/kg
止吐药			
昂丹司琼	2mg/mL	0.1mg/kg	0.05mL/kg
赛克力嗪	25mg/mL	年龄 <6 岁，0.5mg/kg	0.02mL/kg
赛克力嗪	25mg/mL	6~12 岁，25mg；年龄 >12 岁，50mg	1.5mL；1mL

重要处方一览表

儿童格拉斯哥昏迷评分（GCS）

项目	5岁以下	5岁以上	分值
睁眼			
自发睁眼			4分
语言指令睁眼			3分
疼痛刺激睁眼			2分
无睁眼			1分
语言			
	清醒，可以如常发出音节或字词	正常交谈，按指令说字词	5分
	不如平日，激惹哭闹	言语错乱，不听指令	4分
	疼痛刺激哭闹	只能说出不恰当的单词	3分
	疼痛刺激呻吟	不能理解的字词	2分
	疼痛刺激无发音		1分
动作			
	正常自主动作	按指令动作	6分
	9/12以下：对触碰或屈曲反应	疼痛刺激屈曲反应	5分
对疼痛刺激屈曲反应			4分
异常屈曲（去皮层状态）			3分
异常伸展（去脑状态）			2分
无反应			1分